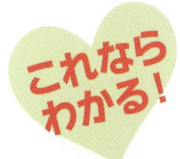

かんたんポイント心電図

第2版

奥出 潤
北日本心電図教育研究会

医学書院

これならわかる！ かんたんポイント心電図

発　行	2003年 9月 1日　第1版第1刷
	2009年 8月 1日　第1版第5刷
	2011年 1月 1日　第2版第1刷©
	2017年11月 1日　第2版第6刷

著　者　奥出　潤
　　　　おくで　じゅん

発行者　株式会社　医学書院
　　　　代表取締役　金原　優
　　　　〒113-8719　東京都文京区本郷1-28-23
　　　　電話　03-3817-5600(社内案内)

組　版　ビーコム

印刷・製本　横山印刷

本書の複製権・翻訳権・上映権・譲渡権・貸与権・公衆送信権(送信可能化権を含む)は株式会社医学書院が保有します.

ISBN978-4-260-01191-4

本書を無断で複製する行為(複写，スキャン，デジタルデータ化など)は，「私的使用のための複製」など著作権法上の限られた例外を除き禁じられています．大学，病院，診療所，企業などにおいて，業務上使用する目的(診療，研究活動を含む)で上記の行為を行うことは，その使用範囲が内部的であっても，私的使用には該当せず，違法です．また私的使用に該当する場合であっても，代行業者等の第三者に依頼して上記の行為を行うことは違法となります．

JCOPY 〈出版者著作権管理機構　委託出版物〉
本書の無断複製は著作権法上での例外を除き禁じられています．複製される場合は，そのつど事前に，出版者著作権管理機構(電話 03-3513-6969, FAX 03-3513-6979, info@jcopy.or.jp)の許諾を得てください．

はじめに

　心臓病や高血圧，動脈硬化を持つ患者さんは増加の一途。どこの病棟にも高齢者がいっぱい。やっぱり心電図くらいわからないとダメかな？

　そんなナースも，いざ心電図を勉強しようとするとなかなか大変ですね。テキストは買ったけれども，途中で投げ出してしまった人も多いのではないでしょうか。

　この本はそんな「心電図アレルギー・ナース」のための，心電図入門書です。

　本書では，ナースが一番苦手としている電気生理やイオンの出入り，刺激伝導系などは思い切って簡単にしてみました。ポイントを絞ってあるので，読み進むうちに，心電図のしくみから臨床で見られる心電図の診断まで自然に理解できるはずです。これから心電図を学ぼうとする人にも，心電図の知識をもう一度整理したい人にもぴったりです。

　登場人物は新米ナースのアキちゃん。皆さんと同じ心電図アレルギー・ナースです。今回，主任と一緒に，心臓血管外科のO先生に心電図の基礎から教えてもらいます。

　さあ，みなさんもアキちゃんと一緒に心電図の勉強を始めましょう。

　心電図はそんなに怖いものではありませんよ。

　　　　　　　　　　　　　　　　　　　　　　Dr.O　奥出　潤

もくじ

Chapter 1 心電図の勉強を始めよう！

1. 心電図の勉強を始めよう！ ……………………………… 2
2. 心電図の重要性と生活習慣病 …………………………… 4
3. 心疾患の危険因子とメタボリック症候群 ……………… 6
4. 心電図診断の4つのステップ① ………………………… 8
5. 心電図診断の4つのステップ② ………………………… 10
6. ナースからの理想の電話 ………………………………… 12

Chapter 2 まずは心電図の基本から

1. 解剖のポイントは2つだけ① …………………………… 16
2. 解剖のポイントは2つだけ② …………………………… 18
3. 心電図の種類もいろいろあるけれど …………………… 20
4. 12誘導心電図のとり方をマスターしよう …………… 22
5. 電極をすばやくつける裏技 ……………………………… 24
6. 良い心電図をとるためには？ …………………………… 26
7. 12誘導の意味するものは？① ………………………… 28
8. 12誘導の意味するものは？② ………………………… 30

Chapter 3 心電図の成り立ちを理解しよう

1. ナースの苦手は「イオン」と「刺激伝導系」 …………… 34
2. 刺激伝導系は簡単に済ませたい ………………………… 36
3. みんな自分のリズムを持っている ……………………… 38
4. 心電図はどうしてできるか？ …………………………… 40
5. 心電図波形の3つのルール① …………………………… 42
6. 心電図波形の3つのルール② …………………………… 44

Chapter 4 実際の心電図を見てみよう

1. 実際の心電図を見てみよう …………………… 48
2. QRS は心室収縮(脱分極) ……………………… 50
3. QRS と 3 つのルール …………………………… 52
4. T 波は心室の再分極 …………………………… 54
5. 心電図のマス目を使って計測しよう …………… 56
6. 心電図の計測値をチェック …………………… 58
7. 電気軸は左下向きが正常 ……………………… 60
8. 刺激伝導系は心電図に出てこない …………… 62
9. もう一度,正常心電図のパターンを確認しよう … 64
10. 実際の心電図も,一度見ておこう ……………… 66

Chapter 5 患者さんの心電図を読みとろう

心肥大と脚ブロック

1. 心房肥大は P で見る …………………………… 70
2. 左室肥大は QRS が極端 ………………………… 72
3. 右室肥大は右寄りの QRS ……………………… 74
4. 脚ブロックはギザギザ QRS …………………… 76
5. WPW 症候群は先取り三角 ……………………… 78

虚血性心疾患

1. 心臓と冠動脈 …………………………………… 80
2. 心筋梗塞はどんな病気? ………………………… 82
3. 心筋梗塞の心電図を見てみよう① ……………… 84
4. 心筋梗塞の心電図を見てみよう② ……………… 86
5. 心筋梗塞の心電図を見てみよう③ ……………… 88
6. 心筋梗塞の心電図を見てみよう④ ……………… 90
7. 狭心症は ST 低下? ……………………………… 92
8. 狭心症をどうやって見つけるか? ……………… 94
9. 異型狭心症:ST が上昇する狭心症もある ……… 96
10. 心膜炎でも ST 上昇! …………………………… 98

もくじ

不整脈

1	正常の脈って？	100
2	洞性頻脈と洞性徐脈	102
3	洞不全症候群	104
4	期外収縮とは？	106
5	上室性期外収縮	108
6	心室性期外収縮は異常な形	110
7	心室性期外収縮のいろいろなパターン	112
8	発作性上室性頻拍は突然起こる	114
9	心室頻拍は注意が必要	116
10	全く不規則な心房細動	118
11	心房細動の臨床的意味は？	120
12	心房粗動はギザギザF波	122
13	心室細動は心停止と同じ	124
14	電気的除細動とAED	126
15	ブルガダ症候群って何？	128
16	房室ブロック：心房・心室の連絡不良	130
17	Ⅱ度房室ブロック	132
18	完全房室ブロック（Ⅲ度房室ブロック）	134
19	危険な不整脈・注意すべき不整脈	136

Chapter 6 こんな心電図も知っておきたい

1	電解質の異常	140
2	薬物の影響も忘れないで	142
3	ペースメーカーについても少しだけ	144
4	ペースメーカーの心電図を見てみよう	146
5	モニター心電図の見方・考え方①	148
6	モニター心電図の見方・考え方②	150
7	ホルター心電図について	152
8	小児の心電図	154

chapter 7 学んだことを臨床に活かそう

1. 心電図を読む練習をしよう① ……………… 158
2. 心電図を読む練習をしよう② ……………… 160
3. 心電図を読む練習をしよう③ ……………… 162
4. 「ナースからの理想の電話」をもう一度 …… 164
5. ドクターを待つ間にナースができること① … 166
6. ドクターを待つ間にナースができること② … 168
7. これからのナースに望むこと ……………… 170

心電図に関連した略語一覧 ……………………… 172
あとがき ………………………………………… 174
さくいん ………………………………………… 176

column

1. 心電図は誰がとる？ ………………………………… 14
2. 正しい心電図と正しい診断 ………………………… 32
3. イオンの出入りと映画館の観客 …………………… 46
4. タバコと心疾患 ……………………………………… 68
5. 記録された急性心筋梗塞 …………………………… 138
6. 心電図モニターとアラーム ………………………… 156

表紙・本文デザイン／ビーコム　　　イラスト／ヤマダリツコ

Chapter 1

心電図の勉強を始めよう！

心電図の勉強を始めよう！

> **＋ 登場人物**
> アキ：勤務1年目の新人ナース
> 主任：消化器内科病棟の主任
> Dr.O：心臓血管外科のチーフ，ICU スタッフも兼任

- あら，アキちゃんどうしたの？ 元気ないのね。
- **心電図**が問題なんです。
- どういうこと？
- 夜勤の時にモニターで不整脈がたくさん出ているような患者さんがいたので，当直のY先生に電話したら，いきなり「**サイナスなのか，エーエフなのか？**」とか聞かれちゃって，答えられなかったら「勉強不足だな」の一言なんです。がっくりきちゃって…。
- 循環器内科のY先生はいつもキツイわね。
- でも，苦手苦手といって逃げてばかりいるわけにはいかないと思って，昨日，本屋で心電図のテキストを買ってきたんです。
- アキちゃん，えらい。
- でも，いきなり解剖や電気やイオンの難しいことばかりで，全然頭に入ってこないんです。「**サイナス**」も「**エーエフ**」もまだ何だかわからないんです。グスン。
- そう，いい考えがあるわ。心臓血管外科の **O 先生**に教えてもらいましょうよ。ICU のローテーションナースの教育講義で心電図の講義をしていただいているんだけど，実地に合わせてやさしくてわかりやすい講義で評判なの。私も消化器内科に移ってだいぶ経って，心電図の知識も整理したいところだから，一緒に習いましょうよ。
- やったー。

Chapter **1** ● 心電図の勉強を始めよう！

登場人物

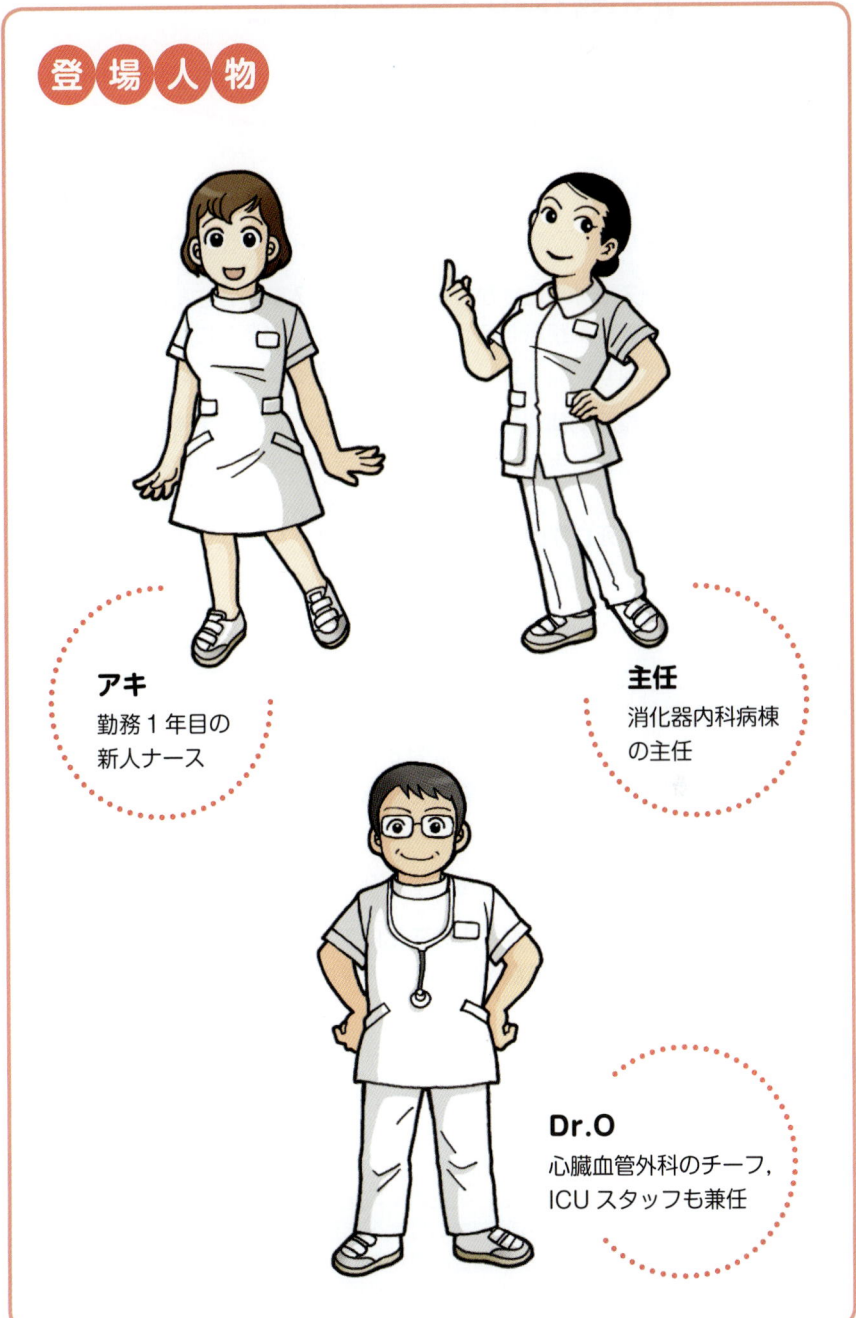

アキ
勤務1年目の
新人ナース

主任
消化器内科病棟
の主任

Dr.O
心臓血管外科のチーフ，
ICUスタッフも兼任

2 心電図の重要性と生活習慣病

- よろしくお願いします。

- やあ，よく来たね。心電図の勉強をしようなんて，えらいもんだね。

- 私はまだナースになったばかりなんですが，入院患者さんがみんな高齢で高血圧や心臓病・不整脈を持った人がたくさんいるのには，びっくりしています。心電図も少しくらいわからないと困ると思って。

- そうだね。循環器病棟でなくても心疾患を持っている患者さんはどんどん増えているからね。また，外来でも循環器系の基礎疾患を持っている人がたくさんいる。
  右の図は**最近の死亡原因の推移**だ。従来日本人には脳卒中が多いといわれてきたけれど，死亡原因も**心疾患**が増えているね。

- でも，やっぱりがんが多いんですね？

- そうだね。けれども，これは死因の統計だからね。がんの患者さんにも，心臓や血圧の持病がある人がたくさんいることを忘れてはいけないよ。医療現場ではどのような患者さんに対する時も，常に心疾患を意識していることが必要だ。そんな時に**心電図**の知識は重要なツールとして役に立つはずだ。しっかり勉強しようね。

- 心疾患はどうして増えているんですか？

- やはり**食生活やライフスタイルの変化**によるものが大きいと推測されている。すなわち，**生活習慣病**という考え方だね。

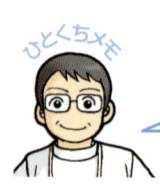

成人病と生活習慣病
　この2つは，病気の内容には重なるところが多いのだけれど，「成人病」はもともと病気の早期発見をねらった言葉なんだ。それに対して，「生活習慣病」は生活習慣を修正することによって，発病を予防したり，病気の進行を防いだりしようとする考えから生まれた言葉だ。

主な死因別にみた死亡率の年次推移

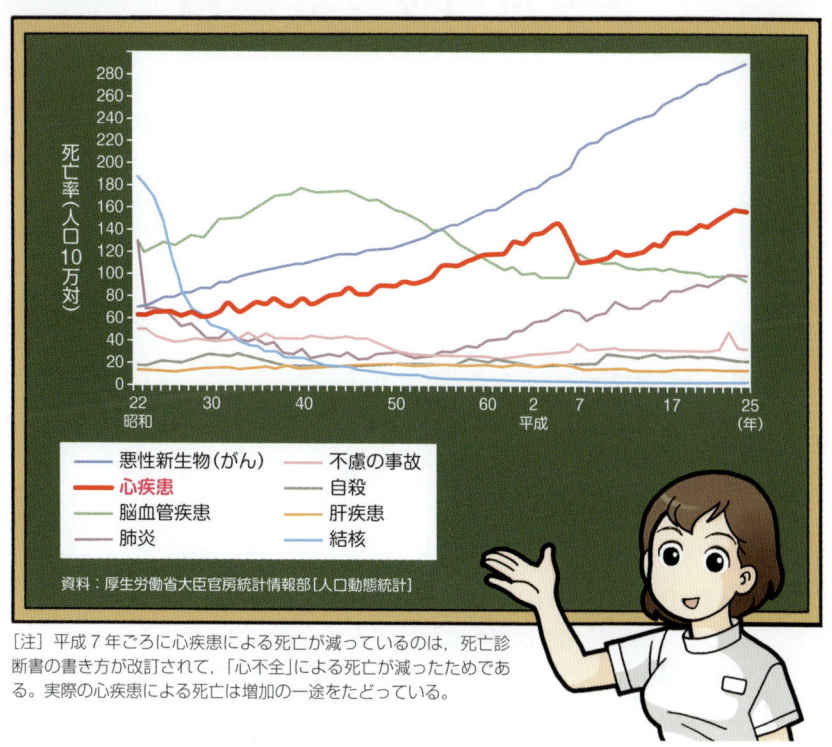

[注] 平成7年ごろに心疾患による死亡が減っているのは、死亡診断書の書き方が改訂されて、「心不全」による死亡が減ったためである。実際の心疾患による死亡は増加の一途をたどっている。

生活習慣病とは

生活
- 食生活(食べすぎ・偏食)
- 運動不足
- 過労
- ストレス
- 喫煙
- 飲酒(飲みすぎ)

→

生活習慣病
- 肥満
- 高脂血症(脂質異常症)
- 糖尿病
- 高血圧
- 狭心症・心筋梗塞
- がん
- 肺疾患(COPD)
- 脳卒中
- 肝臓病
- 骨粗しょう症
- 痛風
- 歯周病

心疾患の危険因子とメタボリック症候群

- **生活習慣病**には、いろいろな生活習慣に関連する多くの病気が含まれるのだけれど、特に重要視されているのが動脈硬化性疾患で、その中心が**狭心症**や**心筋梗塞**などの心疾患だ。このような心疾患にかかわる要素は右の図のようにたくさんあって、しかも絡まり合っているんだね。これらの要素は「**危険因子**」と呼ばれている。

- 見ただけで「危険」な事柄ばかりですものね。

- でもその危険因子は、年齢を重ねれば誰でも多少は関係してくるようなありふれたものばかりなのもわかるよね？ということは逆にいうと、自分で改善できることもあるということだ。

- 私の父は健康診断で「メタボリックシンドローム」といわれて、ダイエットするんだといって頑張っています。

- 「**メタボリックシンドローム（メタボリック症候群）**」は内臓脂肪の量を中心として、動脈硬化性疾患の危険因子を組み合わせた考え方だね。右にその診断基準を示したので見てほしい。腹囲の基準には異論もあるし、肥満ばかりに関心を集めすぎるなどの批判もあるけれど、誰にでもわかりやすいので、日本中の人が健康に関心を向けるようになるとても良いきっかけになったと思うよ。

- みんな「メタボ」「メタボ」って気にするようになりましたね。

- 危険因子は複合的に改善すると、その効果がさらに大きくなるといわれている。ダイエットで体重を減らすことだけにかたよらずに、規則正しい**生活と運動**を心がけること、**タバコ**をやめること、**食事**を薄味にするなど**生活全般**の改善を忘れないようにね。

- ハイ。私が指導しておきます。

- さあ、それでは心電図の勉強を始めようか。

心疾患の危険因子

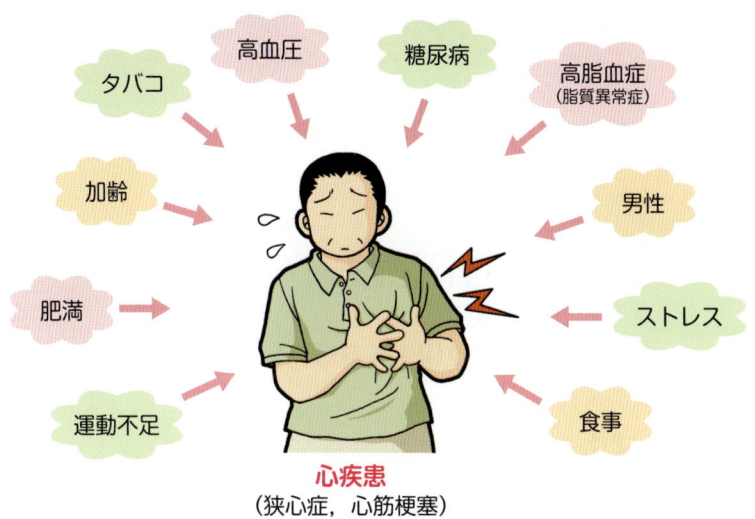

メタボリックシンドロームの診断基準

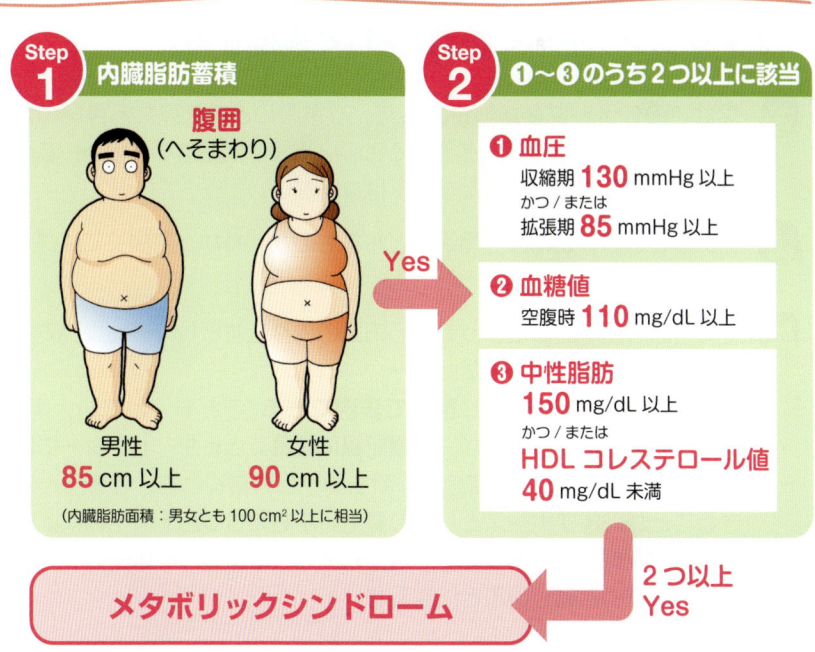

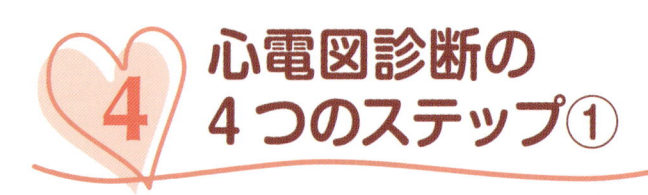

4 心電図診断の4つのステップ①

さて，それでは心電図の基礎に入る前に次の表を見てほしい。

> **＋ 心電図診断の4つのステップ**
> 1. 正しくとる
> 2. 正しく読む（正しく表現する）
> 3. 正しく診断する
> 4. 正しく治療する（正しく対処する）

ステップ1：正しくとる

まず，ステップ1。**正しくきれいな心電図**を自分でとることができるのが基本だね。普段は検査技師に任せているかもしれないけど，自分でも12誘導心電図をとれるようにしてほしいね。

ステップ2：正しく読む（正しく表現する）

実はこのステップ2が一番大事だ。心電図のどこを見たら良いのか，どこが正常と異なるのか，どうしてこの心電図は問題になるのか，こういった**心電図を読む「眼」**を持たなくてはならない。

ということは，正常の心電図がどんなものか，わかってなくてはダメですね。

そのとおりだね。したがって，心電図の成り立ちとしくみについても最低限の理解が必要になるんだ。
もう1つ，その心電図を「**言葉で表現できる**」ことも，とても大事だね。ちゃんと**申し送り**できるか，**看護記録に記載**できるか，**ドクターに電話で説明**できるかどうか？　自分で診断をつけられなくとも，きちんと表現できることが，まずナースとして必要だ。でももちろんそのためには，**用語や測定・表現方法**も知っておかなければならないし，**心電図のしくみ**を理解していないと難しいことになるね。

Chapter 1 ● 心電図の勉強を始めよう！

ステップ 1：正しくとる

すばやく，正確に，良い心電図をとれるか

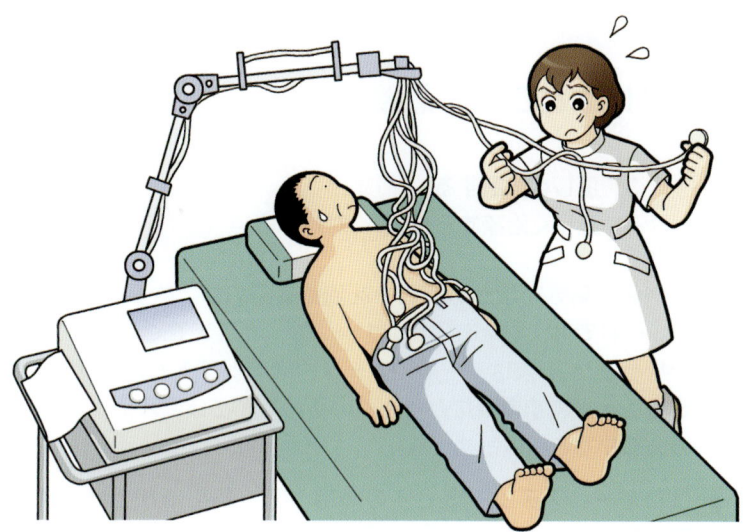

ステップ 2：正しく読む（正しく表現する）

正しく表現して，伝えることができるか

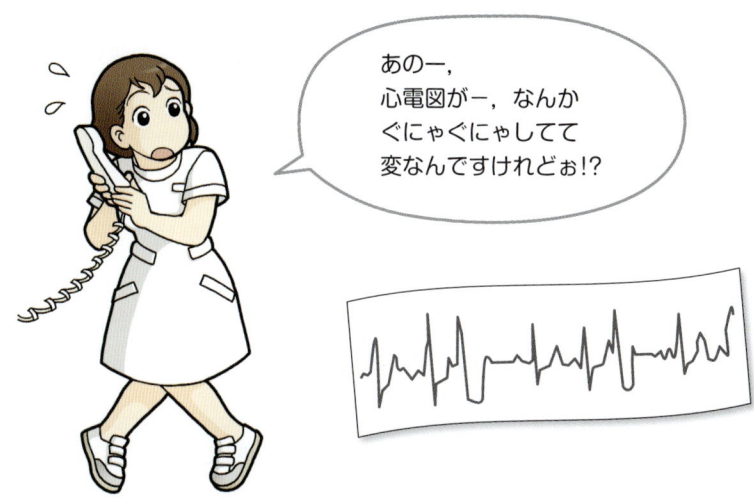

あのー，
心電図がー，なんか
ぐにゃぐにゃしてて
変なんですけれどぉ!?

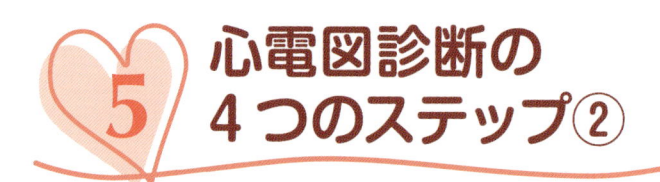

5 心電図診断の 4つのステップ②

ナースにはどこまで必要？

> 3. 正しく診断する
> 4. 正しく治療する（正しく対処する）

👨 心電図で病気を診断してこれを治療するのは，やっぱりドクターの仕事だ．それでは，君たち現場のナースは，どこまでできることを要求されるのだろうか？ 僕は，一般のナースは**ステップ1とステップ2が確実にできること**がまず重要だと考えているんだ．さらに**ステップ3・ステップ4の一部**ができれば合格だな．

👩 うわぁー．**ステップ3と4の一部**って，私たちが診断や治療もしなくちゃならないってことですか？

👨 うん，それはね，**ある種の不整脈**や，**急性心筋梗塞**のように，緊急の処置・治療が必要なタイプの病気については，ナースもだいたいの診断ができてほしいと思うからなんだ．例えば夜勤の時，朝まで待ってもいいものか，当直のドクターを起こすべきなのかということにも関係してくるね．それと，**心室細動は心停止と同じ**なので（ 参照➡ 124 ページ），もちろんドクターを呼ぶのだけど，すぐに心臓マッサージや蘇生処置を始めなければならないから，これはもうステップ4ということになるよ．**心肺蘇生法**は習ったよね．

👩 はい，入職時の研修で習いました．

👨 まず意識状態・呼吸状態のチェック．大声で人を集めると同時に，できるだけ早く心肺蘇生を始めてください．
新しいガイドラインでは，まず初めに胸骨圧迫による心臓マッサージを行うことが推奨されているので注意するように．

👩 蘇生の ABC ではなくて **CAB** なんですね．

👨 日ごろからトレーニングしておくことが必要だね．

ステップ3：正しく診断する

緊急性があるかどうかの判断は，ナースにも必要だ!!

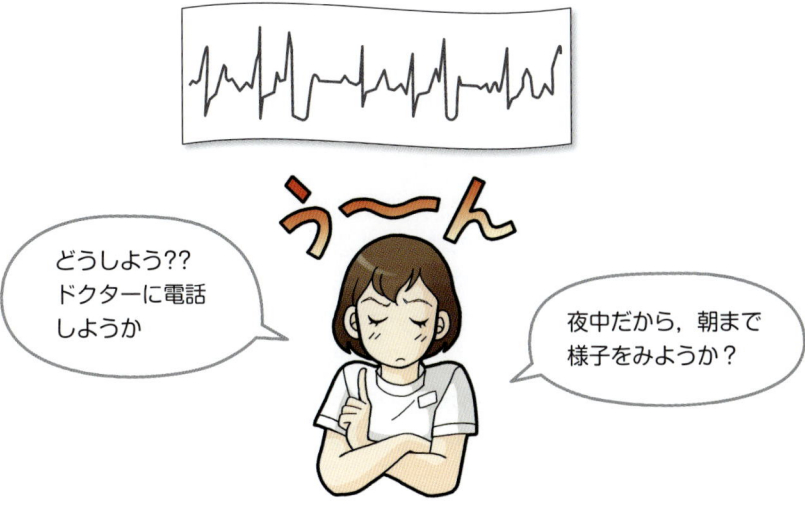

ステップ4：正しく治療する（正しく対処する）

心室細動，心停止はすぐに心臓マッサージだ!!

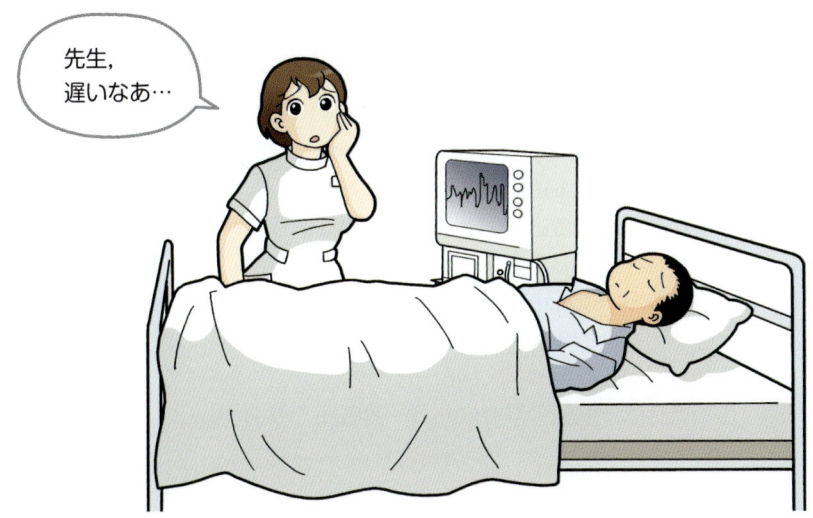

6 ナースからの理想の電話

- よし。それでは，ここでちょっとした例を出そう。右ページの文章を読んでみよう。題名は，「**ナースからの理想の電話**」だ。
- すごい！ でも私には意味が全然わからないわ。
- こんな電話が来たら，ドクターはいくら夜中でもすぐに病棟に飛んでいって，心臓カテーテル検査の準備をすることになるだろうね。それに，こんなナースが病棟にいてくれると，僕たちはとても助かるね。
  この電話では，さっきの**ステップ2**の「**表現すること**」がきちんとできているからドクターにうまく伝わるんだ。それに加えて，このナースはこの心電図が緊急を要する**心筋梗塞**の可能性が高いということがわかっているから夜中に電話しているわけで，**ステップ3**にも踏み込んでいることになるんだよ。
  ところで，この電話では，実は心電図のステップよりもっと前に大事なことがあるとわかるはずなんだけど…。
- **患者さんの状態を観察すること**ですね。
- そう。さすが主任だね。まず，
  ① **患者さんのところに行くこと**。そして，
  ② いつからどんな**症状**があるのか？
  ③ **血圧・脈拍・呼吸**などの**バイタルサイン**はどうなのか？
  ④ **意識**はどうか？
  ⑤ **冷汗，浮腫**はあるか？
  ⑥ **手足は冷たいか，温かいか？**
  とにかくまず患者さんのところへ行って，状態を実際に見てみることが先だ。それから，心電図を検討していいわけだ。
  ⑦ **モニターの心拍数と実際の患者の脈拍数が一致しているかどうか**
  を確認することも大事だね。モニターの「数字」をそのまま信用できない場合もあるからね（参照 ➔ 148〜151 ページ）。
  この電話は，勉強の最後にもう一度読んでみよう。

Chapter 1 ● 心電図の勉強を始めよう！

ナースからの理想の電話

深夜，当直室に電話

もしもし，先生ですか？　夜遅くすみません。2階病棟の看護師○○です。

今朝，狭心症の疑いで検査入院したAさんなんですけど，11時ごろから胸が苦しいっていっているんです。指示にあったので，ニトログリセリンを舐めさせたんですけど，15分経っても効果がなくて，冷や汗をかきながら苦しがっています。

血圧は140の75で，脈は75ですが不整です。モニターで見る限りでは，基本のリズムはサイナスです。PVCが散発していますが，連発やランはないようです。

12誘導をとってみたところ，II，III，aV_FでSTが10mmくらい上昇しているんです。入院時にとった心電図でも少し上がって見えるんですけど，今のSTはそれと比べてもはっきり上昇しています。

先生，どうしたら良いでしょうか？

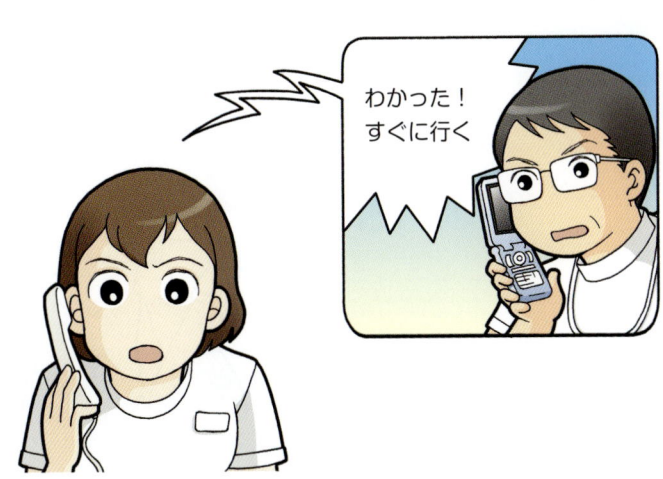

わかった！すぐに行く

column ❶

心電図は誰がとる？

「さっきオーダーした心電図はまだかい？」
「すみません，技師さんがつかまらないのでまだです」とナース．
　うーん．循環器科以外の病棟だと，やっぱり心電図は検査技師さんの仕事になるんだなあ．でも，心電図は緊急を要することも多いし，ナースなら誰でもとれることが望ましいと思うな．発作時の心電図も大事だ．
　それに，昔の心電計と違って最近の心電計はデジタル処理されるから，ほとんど自動で基線の位置や倍率も調節してくれ，ボタンを押すだけできれいな心電図がとれるんだ．さらに，電子カルテやフィルムレスのシステムでは，心電図が自動的にデータとして取り込まれるものもあるんだよ．
　血圧測定や注射や採血と同じような基本的な技術として，身につけていいんじゃないかな．

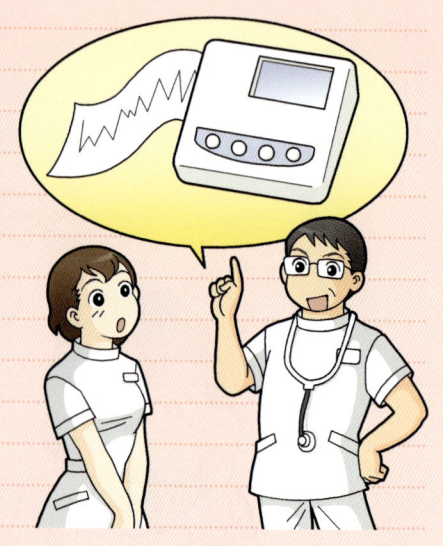

Chapter 2

まずは心電図の基本から

1 解剖のポイントは2つだけ①

それでは、心電図の基本として、まずは解剖について簡単に勉強しよう。身体から戻ってきた静脈血は、以下の順に今度は身体に送り出される。

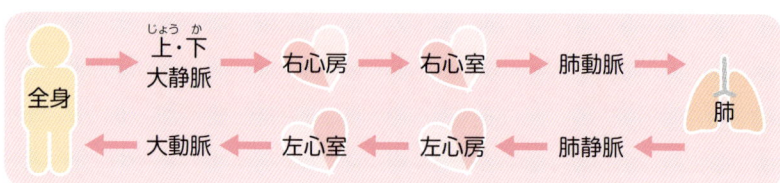

心臓を構成する主なものは、**2つの心房と2つの心室**であり、そこに**4つの弁**があるわけだ。その中で、全身に血液を送り出す**ポンプとして一番大事な役目を果たしているのは左心室**だ。だから、一番力を使う場所なので、心臓の筋肉（心筋）もとても厚く強くなっているんだ。右ページの下にある心臓の輪切りを見てごらん。

本当だ！ 左心室がほとんどで、右心室は横に添え物のようにあるのね。

そうだよ。厚い心筋でできた左心室が心臓のかなりの部分を占めているんだ。

> **解剖の point 1**
> 心臓の大部分は左心室が占めている

このことは、とりもなおさず心電図でも、その**波形の主要な部分が左心室に支配されている**ことにつながるわけだから、ちゃんと覚えておいてほしい。心房は心室よりずっと薄い心筋でできていることも知っておいてね。

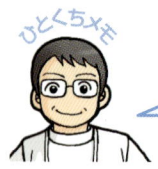
ひとくちメモ　解剖学や生理学では「右心房・左心房・右心室・左心室」と呼んでいるが、臨床的な場合は「右房・左房・右室・左室」と呼ぶことが多い。「左心室肥大」ということは少なく、たいていは「左室肥大」というね。

Chapter 2 ● まずは心電図の基本から

循環系の解剖

右心系

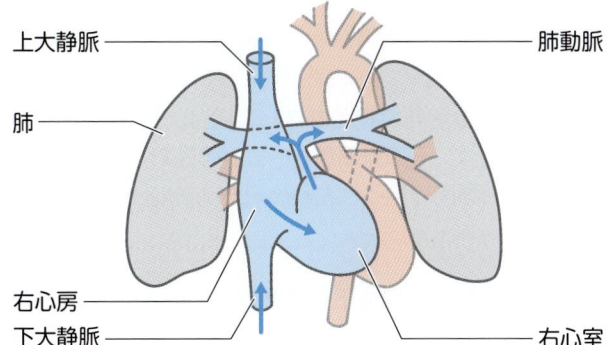

左心系

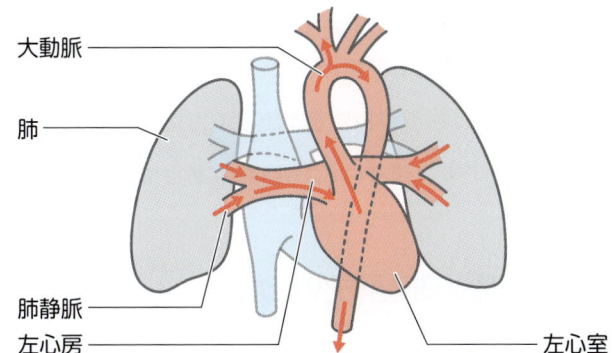

解剖のポイント①　心臓は左心室が主

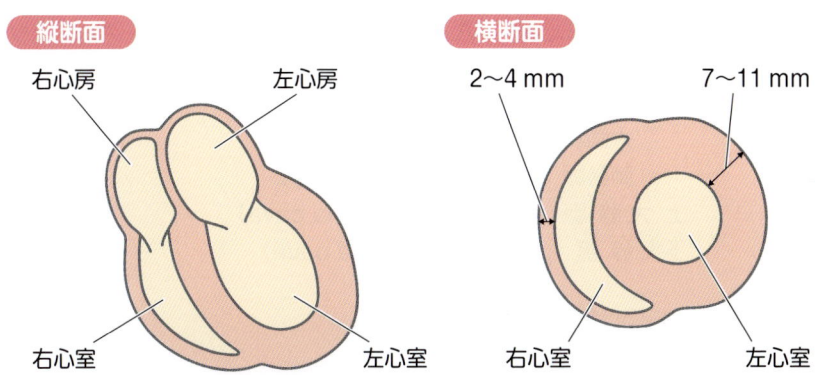

解剖のポイントは2つだけ②

もう1つ解剖で覚えてほしいのは，心臓の位置と方向だ。やや長い球状の心臓は，その先端が右ページの図のように，正面から見ると左斜め下方向，断面図で見ると左斜め前方向を向いている。

> **解剖の point 2**
> 心臓は左斜め下，左斜め前を向いている

このことは，心電図の各誘導とそれが表わす心臓の部位とに関係してくるから，頭に入れておくように。
はい，以上で解剖終わり。

えーっ！ もう終わりですか？ いいんですか？

いいんです。まずはこれだけ！ あとは，心電図と一緒に勉強していけばいい。

解剖関係の略語も少しだけ

でも，もう1つ。ドクターの大好きな略語について。

> 心室：V(ventricle)　　心房：A(atrium)
> 右：R(right)　　　　　左：L(left)

LVといったら左心室，RAといったら右心房のことだね。AVブロックというのは「心房−心室」のブロックのことだ（参照➔ 130ページ）。

> 大動脈：Ao(aorta)
> 肺動脈：PA(pulmonary artery)
> 上大静脈：SVC(superior vena cava)
> 下大静脈：IVC(inferior vena cava)

これくらいは知っておきたいね。

Chapter 2 ● まずは心電図の基本から

解剖のポイント②　心臓は左下，左前向き

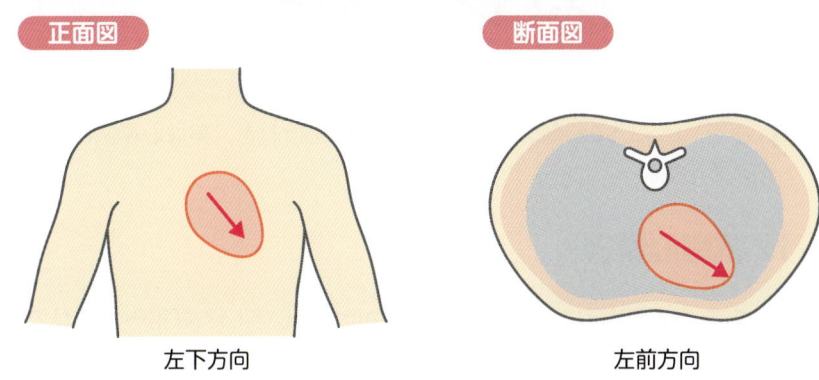

正面図　左下方向

断面図　左前方向

略語を覚えよう

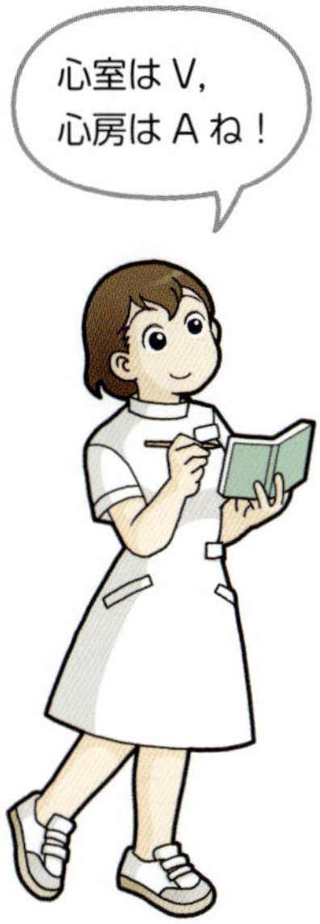

心室はV，心房はAね！

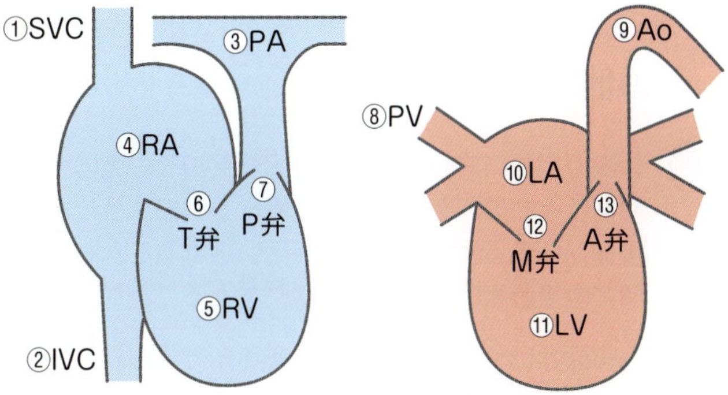

① **SVC**（superior vena cava）
上大静脈
② **IVC**（inferior vena cava）
下大静脈
③ **PA**（pulmonary artery）
肺動脈
④ **RA**（right atrium）
右心房
⑤ **RV**（right ventricle）
右心室
⑥ **T弁**（tricuspid valve）
三尖弁
⑦ **P弁**（pulmonary valve）
肺動脈弁
⑧ **PV**（pulmonary vein）
肺静脈
⑨ **Ao**（aorta）
大動脈
⑩ **LA**（left atrium）
左心房
⑪ **LV**（left ventricle）
左心室
⑫ **M弁**（mitral valve）
僧帽弁
⑬ **A弁**（aortic valve）
大動脈弁

19

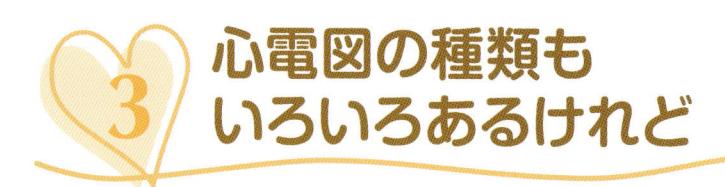

心電図の種類もいろいろあるけれど

さて，いよいよ心電図の実際に入るわけだけれど，実は心電図にも種類があるんだ。

12誘導心電図

まず，両手両足にそれぞれ電極をつけて，いろいろな組み合わせで6種類，さらに胸に6つ電極をつけて6種類，合計12種類の心電図をとるのが12誘導心電図だ。普通「心電図」といってオーダーすればこのことだ。**体表心電図**の基本だね。

体表心電図ってどういうことですか？

この心電図は，身体の表面に電極をつけてとるから**体表心電図**だ。

その他の心電図

体表心電図に対して，心臓カテーテルで心臓の中からとる「**心内心電図**」と呼ばれるものがある。また，胃ゾンデのように食道に電極を入れて心臓の裏側からとる「**食道心電図**」が用いられることもある。さらには心臓手術の時に直接心臓の表面から心電図をとることだってあるんだ。

心電図といっても，いろいろあるんですね。

これとは別に，一般の12誘導心電図は「**安静時心電図**」ということがある。これは，心臓にわざと負担をかけて変化をみようとする**運動負荷心電図**や，**薬物負荷心電図**に対していう表現だ。
また，君たちが良く知っている「**モニター心電図**」や，24時間連続してデータを記録する「**ホルター心電図**」も心電図の種類の1つになるね。

でもなんといっても，基本は安静時の12誘導心電図だな。心電図の勉強はこれが中心になるからね。
さあ，それでは実際に**12誘導心電図**をとってみることにしよう。

12誘導心電図

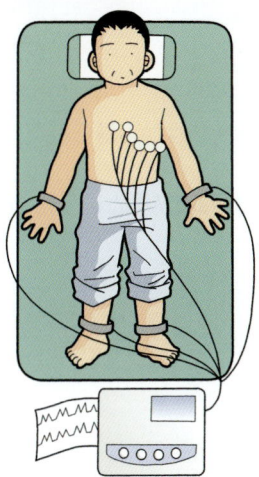
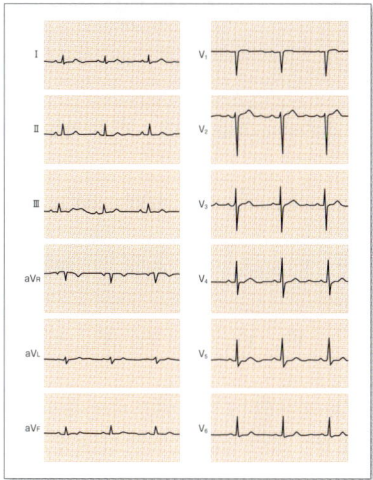

その他の心電図

心内心電図
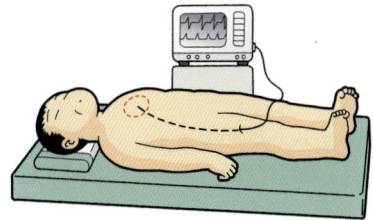

モニター心電図
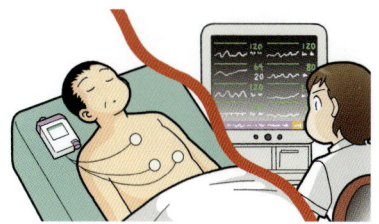

運動負荷心電図
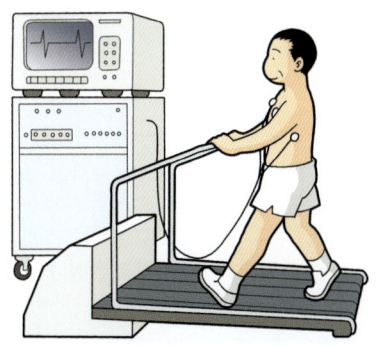

ホルター心電図
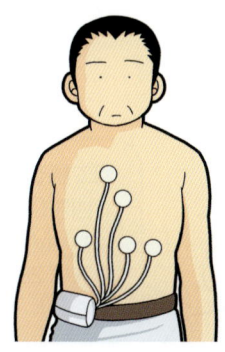

4 12誘導心電図のとり方をマスターしよう

 12誘導心電図とは，両手両足の電極の組み合わせから得られる，

> Ⅰ，Ⅱ，Ⅲ，aVr，aVl，aVf の6つ（四肢誘導という）

と，前胸部から左側胸部に電極を並べてつけて得られる，

> V_1，V_2，V_3，V_4，V_5，V_6 の6つ（胸部誘導という）

の，合わせて12通りの心電図を表わすものだ。
まず，両手両足に大きな洗濯バサミのような電極を4つつける。
次に，胸に吸盤になった電極を順番に6つつけるわけだ。胸部誘導の電極の位置は図にあるようにちょっとめんどうだけど，

> 第4肋間の胸骨両縁が V_1，V_2
> 第5肋間の鎖骨中線上が V_4，同じ高さで中腋窩線上が V_6
> その中間を V_3，V_5 で埋める

と覚えておくと，わかりやすいね。
どの時も，心電図専用の白い糊状のペーストがあるから，これをつけて身体と電極が密着するように。あとは，心電計がほとんどやってくれる。
手術中，手術後の患者さんや，カテーテル治療の最中など，何度も12誘導心電図をとる必要がある時は，粘着シール式電極を胸部と四肢に貼ったままにしておくのも良い方法だね。

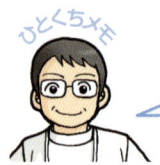

ひとくちメモ

何て読むの？
　四肢誘導はⅠ（いち），Ⅱ（に），Ⅲ（さん），aVr（エーブイアール），aVl（エーブイエル），aVf（エーブイエフ）と読む。これらの意味は28ページで覚えてしまおう。ちなみに胸部誘導は，V_1（ブイいち），V_2（ブイに）…と読むのが一般的だね。

Chapter **2** まずは心電図の基本から

四肢誘導

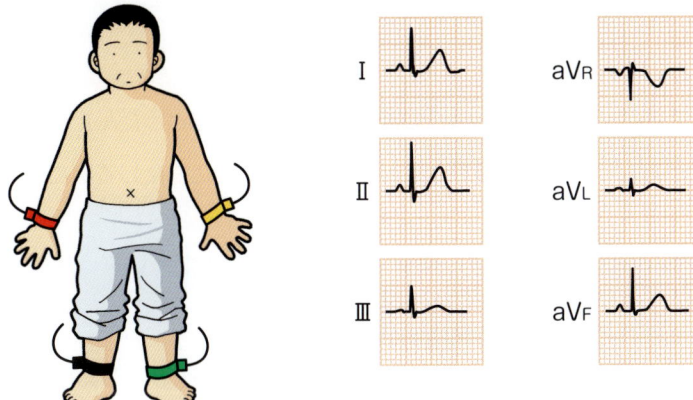

胸部誘導

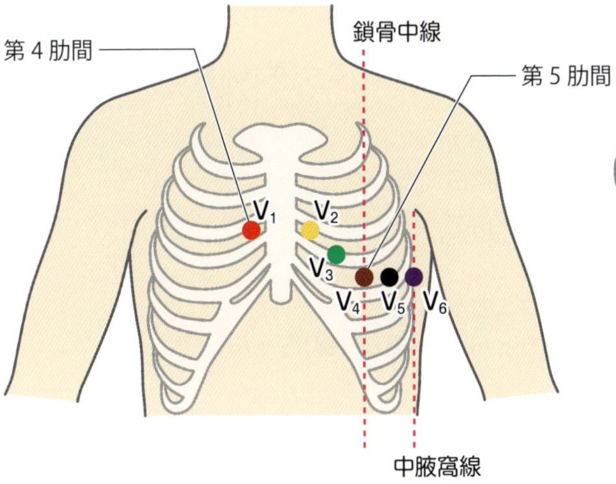

第4肋間　　鎖骨中線　　第5肋間

V_1　V_2　V_3　V_4　V_5　V_6

中腋窩線

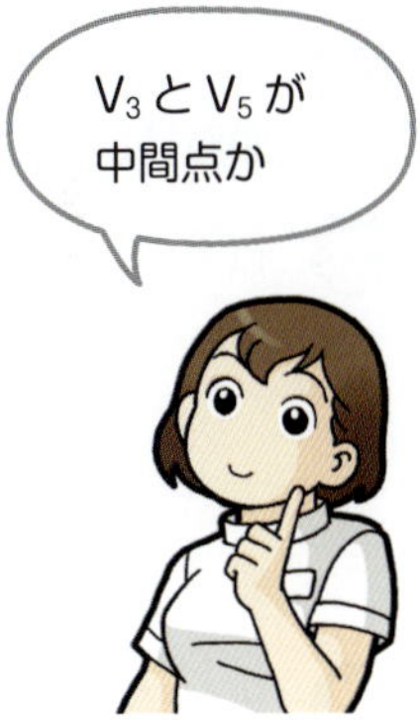

V_3 と V_5 が中間点か

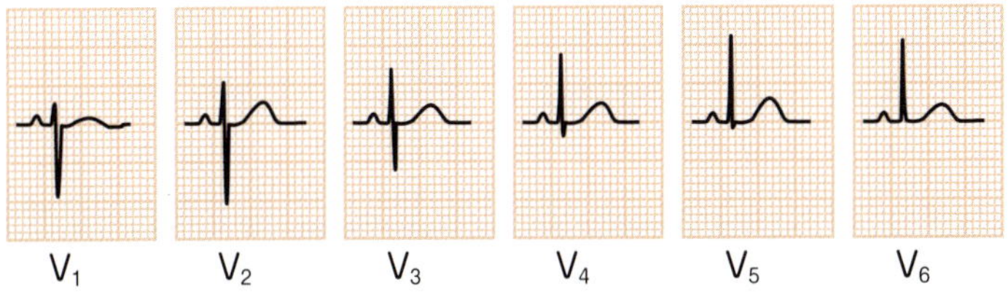

V_1　V_2　V_3　V_4　V_5　V_6

23

5　電極をすばやくつける裏技

- ところで，アキちゃんはこの間，自分で心電図をとったんだって？
- そうなんです。でも電線がこんがらかって，もたもたしていたら，先輩が手伝ってくれちゃって…。
- 本当に胸部誘導の6本の電線は絡まってることが多いな。片づけがちゃんとしていないからだけど，緊急時には大変だ。
  よしここで，**すばやく電極をつける裏技**を教えよう。
  電線の先のほうには小さい字でV_1からV_6まで記してあるけれど，これを見るのは結構めんどうだ。そこで，**色に注目**。電線の先についている**コネクターの色**はどの機械でも共通で，誘導に一致しているんだ。だからこの色を覚えておけばオーケーだ。
  覚え方は，**胸部誘導**のV_1からV_6まで，次のとおり。

  > 「あきみちゃん，国試」
  > 「**あ**(赤)**き**(黄)**み**(緑)**ちゃん**(茶)**こく**(黒)**し**(紫)」

- これならわかりやすいですね。
  四肢誘導にも覚え方があるんですか？
- 右手・左手，右足・左足の順で，

  > 「アキちゃん・クミちゃん」
  > 「**ア**(赤)**キ**(黄)ちゃん・**ク**(黒)**ミ**(緑)ちゃん」

  と覚えるといいね。
- 私は「アキよし・クミこ（秋吉久美子）」と覚えたけど…。
- 古〜い！
- ところで，きれいな良い心電図をとるコツがあったら教えて下さい。

Chapter 2 ● まずは心電図の基本から

胸部誘導をすばやくつける

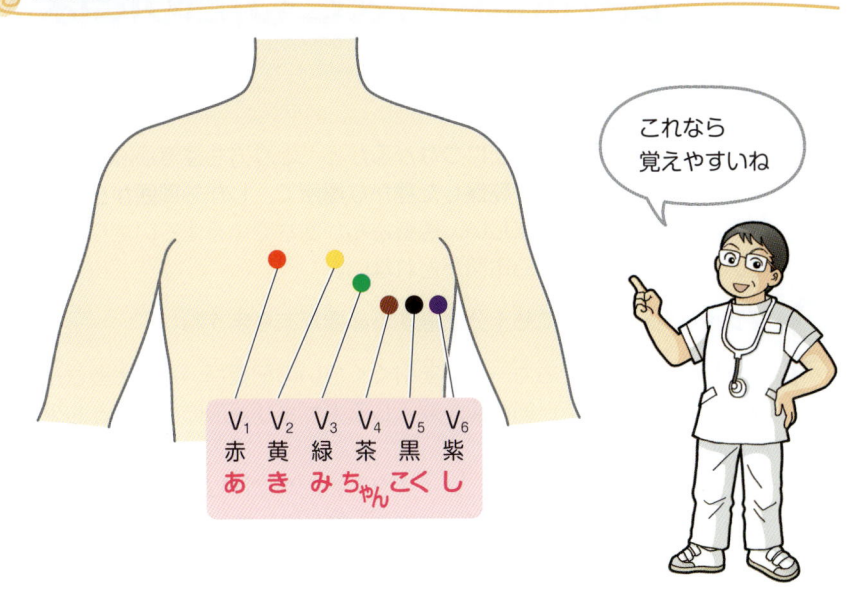

V₁	V₂	V₃	V₄	V₅	V₆
赤	黄	緑	茶	黒	紫
あ	き	み	ちゃ	こ	し

これなら覚えやすいね

四肢誘導をすばやくつける

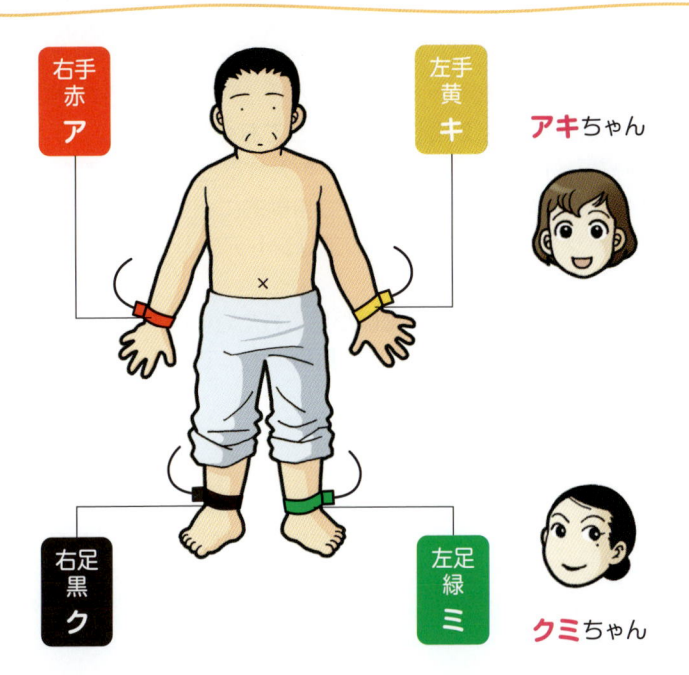

右手 赤 ア
左手 黄 キ
右足 黒 ク
左足 緑 ミ

アキちゃん

クミちゃん

25

6 良い心電図をとるためには？

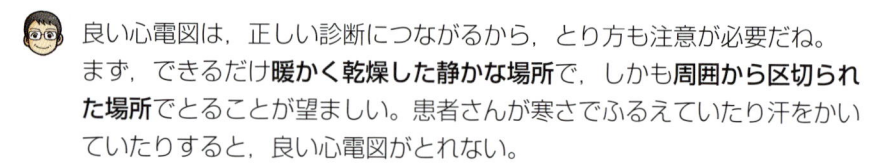

😀 良い心電図は，正しい診断につながるから，とり方も注意が必要だね。まず，できるだけ**暖かく乾燥した静かな場所**で，しかも**周囲から区切られた場所**でとることが望ましい。患者さんが寒さでふるえていたり汗をかいていたりすると，良い心電図がとれない。

😊 **プライバシーの保護**にも十分注意する必要がありますね。

😀 そうだね。緊急時でもカーテンを引くくらいの配慮がいる。患者さんが**リラックスした状態**だと筋電図が混入してギザギザ波形になることも少ないんだ。
最近の心電計にはギザギザ・ノイズをとるために「**ハム・筋電フィルター**」というスイッチがついている。これを「**ON**」にしてとると自動的になめらかできれいな心電図がとれる。

😊 じゃあ，**つねにスイッチ「ON」**で良いですね。

😀 原則的には OK だよ。ただし，ペースメーカーの患者さんの時には，フィルターを入れるとペースメーカーのスパイクまで消されてしまうことが多いので注意だ（ 参照➡ 146〜147 ページ）。このような時は，**フィルター「ON」と「OFF」で 2 回心電図をとっておく**といいでしょう。
最近の心電計は「オート」のスイッチを入れると，四肢誘導 6 種と胸部誘導 6 種の 12 誘導を 10 秒くらいずつ自動的にとってくれるので，とても便利だ。デジタル処理できれいにプリントアウトしてくれるものも多いね。
でも，もしその患者さんに**不整脈**が見られた時には，どの誘導でもいいから「オート」を切って，**30 秒くらい長め**にとってみると，不整脈の診断に有用だから覚えておいて下さい。

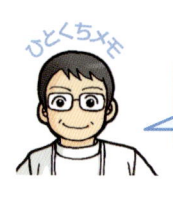

> **ひとくちメモ**
> 心電図をとる時は，つねに自分で読むことを考えながらとってみよう。そうすればきっと良い心電図がとれるし，ドクターから「とり直し」なんていわれることもなくなるよ。

良い心電図をとるために

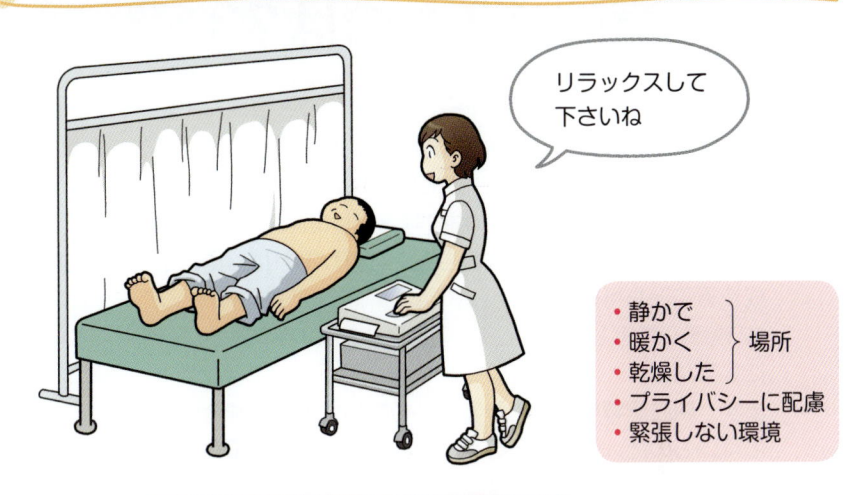

「リラックスして下さいね」

- 静かで ┐
- 暖かく ├ 場所
- 乾燥した ┘
- プライバシーに配慮
- 緊張しない環境

電極装着とスイッチオンまでの point

① 皮膚と電極の接触を良くする
　➡ 皮膚の清拭とペースト，ゼリーの塗布を忘れずに！
② アースされているか確認する
③ ハム・筋電フィルターが「ON」であること（通常）を確認

ハム・筋電フィルター

フィルター OFF

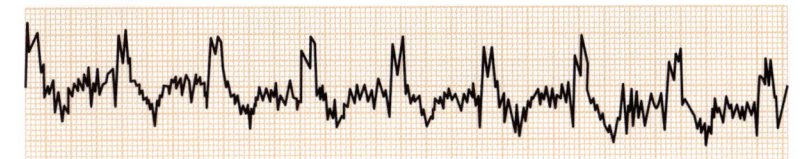

フィルター ON

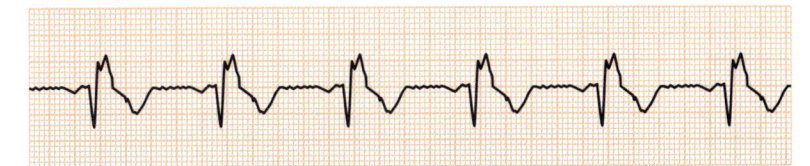

7 12誘導の意味するものは？①

さて，12誘導の心電図がとれたわけだけれど，これはいったい何を表わしているんだろう？ どうして12通りもとるんだろうか？
例えば，立体を見る時に1枚の写真だけではその形を理解することはできないね。いろいろな方向から見た写真があれば，その形を頭の中で再構成することも可能だ。
12誘導心電図も同じことで，心臓をいろいろな方向から眺めていることになるんだ。
まず，**四肢誘導**についてみると，そのしくみと意味合いはけっこう理解しにくいものだ。そこでそのしくみはともかく，**誘導が指し示す方向だけ**を覚えてしまおう。

> **四肢誘導は正面から見たもの**

と理解しよう。
そうすると，右下の図にあるように，それぞれの誘導がそれぞれの方向を示している。心臓のそれぞれの方向で「待ち構えている」と考えたほうが良いかもしれない。
この中で，特に大事なのは，Ⅱ，Ⅲ，aVf が心臓の下側を指し示しているということ。すなわち，Ⅱ，Ⅲ，aVf には心臓の下側の情報がたくさんあるということだ。
ここで，丸覚えポイント。

> **Ⅱ，Ⅲ，aVf は心臓の下側**

ただ覚えちゃっていいんですか？

もう**理屈抜きに覚えて下さい。**

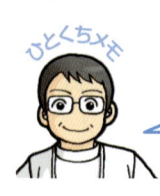

> **aVr は，はぐれもの!?**
> 　右の図でわかるように，aVr だけは右方向，つまり心臓の向きの反対方向を示している。このことから，心電図を読む時も aVr だけは例外的に扱うことが多い。

Chapter 2 ● まずは心電図の基本から

いろいろな方向から見ると，形が良くわかる

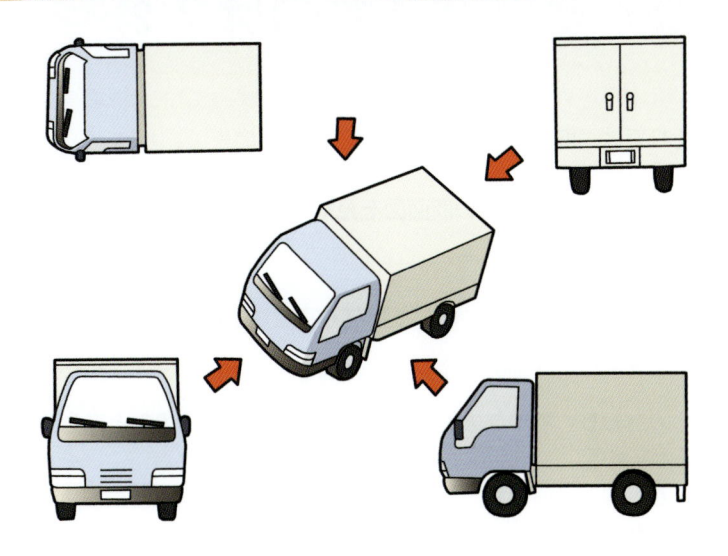

四肢誘導は正面

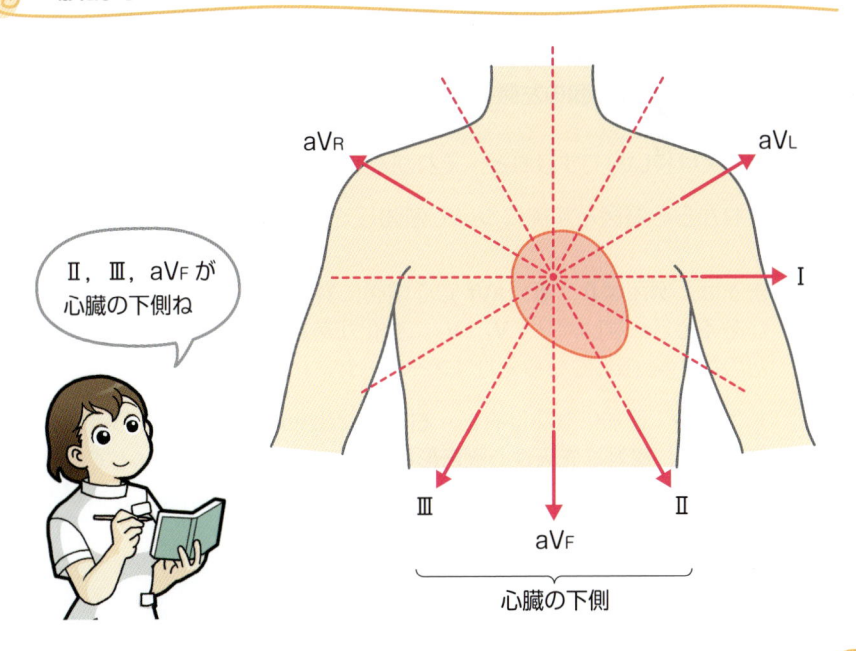

aVR　aVL　Ⅰ

Ⅱ，Ⅲ，aVF が心臓の下側ね

Ⅲ　aVF　Ⅱ

心臓の下側

8 12誘導の意味するものは？②

それでは，胸部誘導はというと，

> 胸部誘導は心臓の断面図を見たもの

と理解しよう。
右ページの図を見て，何か気になることはないかな？

さっき習った解剖のポイント②の図（参照➡ 19ページ）とそっくりです。

そのとおり。基本なので覚えておいてほしい。このあとにも何度も出てくるからね。
さて，胸部誘導でも，考え方は同じ。断面図で見ると電極は**心臓を取り囲むように配置**されているから，それぞれが方向を持っていることは四肢誘導より理解しやすいと思う。
やっぱり，丸覚えしてしまおう。

> V_1，V_2 は心臓の右側（右心室側）
> V_3，V_4 は心臓の前側（左心室前壁・中隔・心尖）
> V_5，V_6 は心臓の左側（左心室側壁）

丸覚えは良いんですけれど，それがどうなるんですか？

これから心電図と疾患について勉強していくと，だんだんわかってくるよ。
まずは，例えばⅡ，Ⅲ，aVf で心電図に異常があれば，「心臓の下側に何かあるんじゃないか？」V_1，V_2 に変化があれば，「心臓の右側に何かあったのか？」と感じてもらえればオーケーだ。

もう1つ，追加になるけれど，**右胸心**といって生まれつき心臓が右側にある人や，**複雑な先天性心臓奇形**を持っている幼児や小児などでは，右側の情報を得るために，V_3r，V_4r などの，**右側前胸部誘導**を追加することがあるから，覚えておくといいよ。

胸部誘導は心臓の断面図

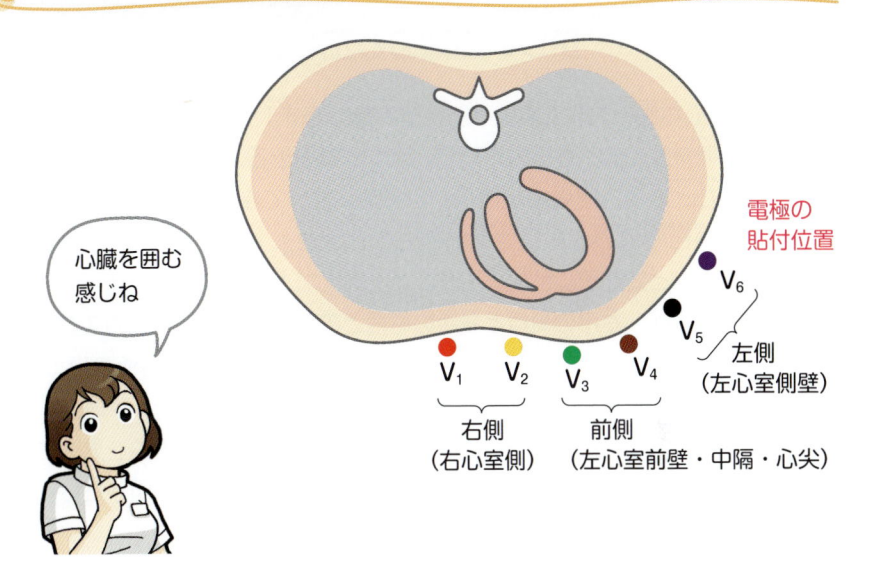

心臓を囲む感じね

電極の貼付位置

V₁ V₂ 右側（右心室側）

V₃ V₄ 前側（左心室前壁・中隔・心尖）

V₅ V₆ 左側（左心室側壁）

右側前胸部誘導

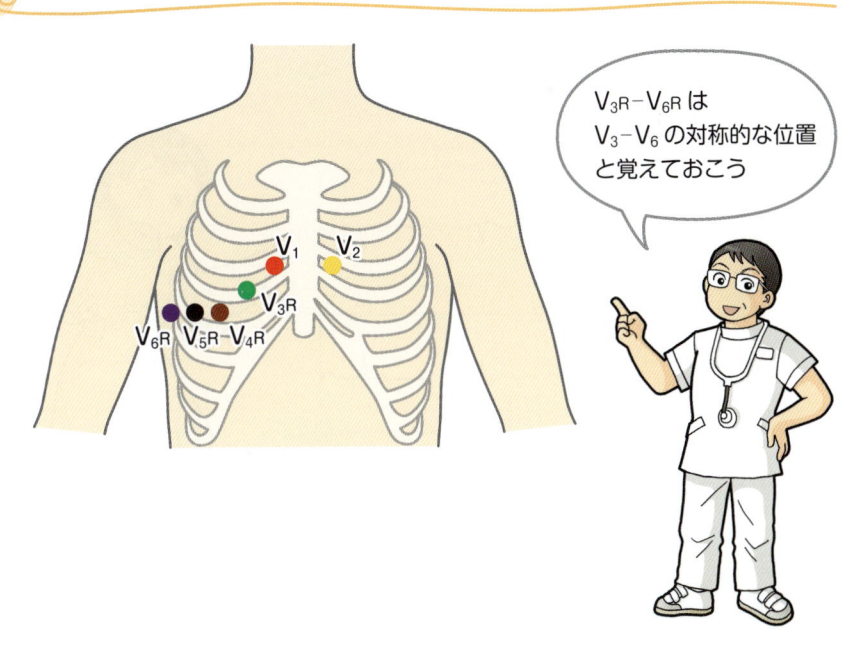

V₃R〜V₆RはV₃〜V₆の対称的な位置と覚えておこう

column ❷

正しい心電図と正しい診断

「心電図の異常で急性心筋梗塞の疑いです！」
　開業医の先生からの電話で，スタッフをそろえて救急室で待っていたところ，患者さんは歩いて来院。持ってきた心電図を見ると，確かに今日の心電図は以前のものと大きく異なっている。でも，ちょっと変だぞ。aV_RのQRSが上向きだ！ いったいどうして？
　答えは，右手の電極と左手の電極との取り違えだ。うちのスタッフもガクッときていたけれど，定期健診でいきなり「心筋梗塞」といわれた患者さんは，さぞびっくりしたことだろう。
　以前の心電図と比較してみるというのは，心電図の異常を見逃さないためにとても良い方法だけれど，もちろんその心電図が正しくとられていることが前提だ。
　せっかくきちんととった心電図なのに，台紙に貼る時に順番を間違えてしまい，以前の心電図と異なると勘違いして夜中に当直ドクターを起こしたナースもいる。
　心電図の取り扱いにはくれぐれも注意しよう。

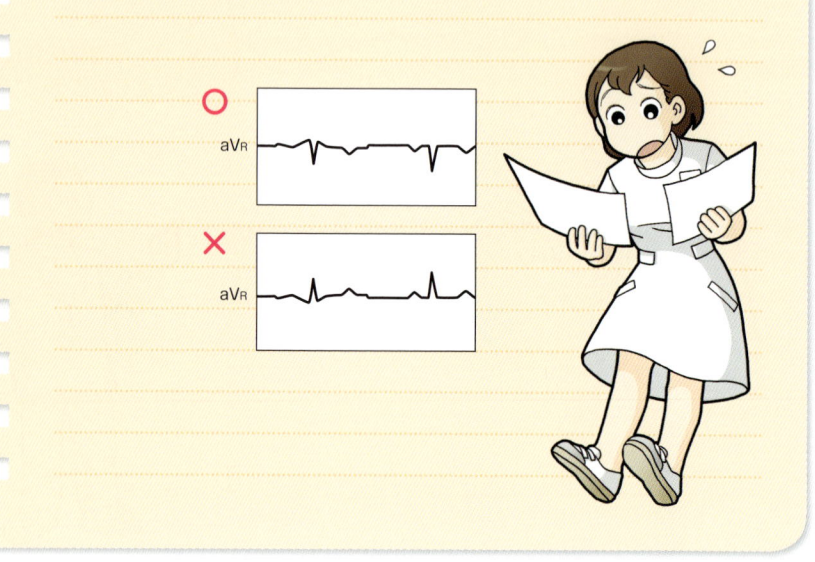

Chapter 3

心電図の成り立ちを理解しよう

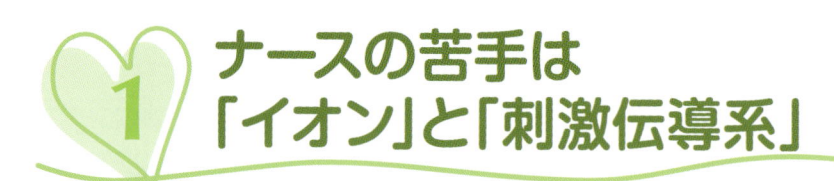

1 ナースの苦手は「イオン」と「刺激伝導系」

- 👨 さあ，それではこれから心電図の成り立ちと正常心電図について勉強を始めよう。僕の調査によると，「イオンの出入り」と「刺激伝導系」がナースのもっとも苦手とするところのようだね。

- 👩 そのとおりです。

- 👨 そこで僕の講義では，そこらへんを思い切って簡略化してみようと思う。初めに話したナースに必要とされるレベルまですんなり進むために，あえて省略した部分や簡単にまとめた部分もあるけれど，そこは納得してほしいんだ。興味が湧いてもっと深く勉強したくなったら，良い本がたくさん出ているからね。

- 👨👩 はい。

心臓の自動能

- 👨 さて，アキちゃんは理科や生物の時間に，魚やカエルの解剖をしたことがあると思うけど，取り出した心臓が，心臓だけでピクピク動いていたのを覚えているかな。
  このように心臓（心臓の筋肉：心筋）は，心臓だけでもリズムを作り出して拍動する能力（これを**自動能**という）を持っているんだ。ところが，その心臓を詳しく見ていくと，自動能が強くて，リズムを作り出したりリズムを伝えたりするのが得意な心筋（**特殊心筋**）と，自動能には乏しいけれど，たくさん集まって心臓を収縮させてポンプ機能として働く心筋（**作業心筋**）とがあることがわかったんだ。

- 👩 心臓全体が勝手に動くというわけではないのですか？

- 👨 たくさんの心筋のかたまりである心臓が，ちゃんとしたリズムを持って動くのは，特殊心筋がリズムを作り出して，それに応じて作業心筋が「そろって」収縮するからだ。

イオンは考えなくてもよい

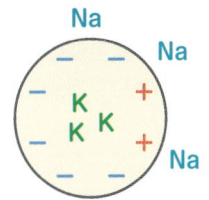

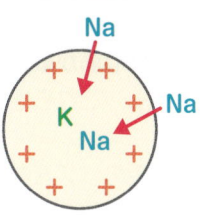

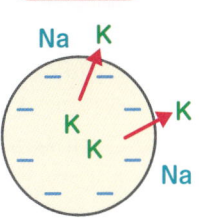

静止状態 **放電** **充電**

心臓の電気活動には Na，K イオンの出入りが関係している
…これだけでオーケー

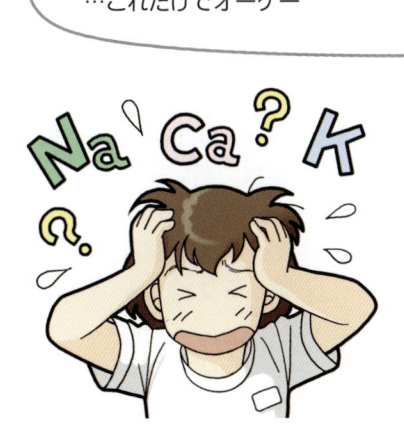

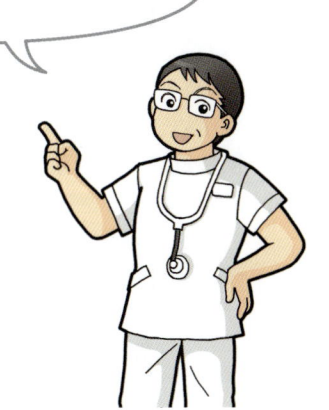

心筋の種類

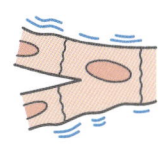

特殊心筋 → **作業心筋**

自分でリズムを出す　　　外からの刺激で動く

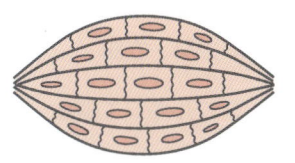

② 刺激伝導系は簡単に済ませたい

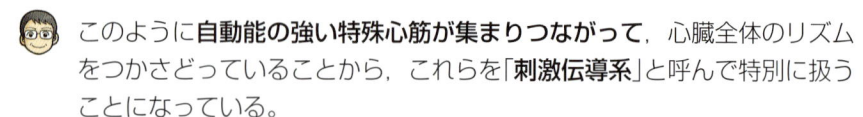

このように**自動能の強い特殊心筋**が集まりつながって，心臓全体のリズムをつかさどっていることから，これらを「**刺激伝導系**」と呼んで特別に扱うことになっている。
たくさんいるボートの漕ぎ手のリズムを合わせるために，ボートに同乗している号令係にもたとえられるね。
さて，まず右の図を見てもらおう。

スタートは洞結節

右心房の上側に「**洞結節**」という特殊心筋の集まりがあって，これが第一の「**音頭とり**」というか「**号令係**」になっていて，そのリズムが次々と心臓全体に伝わって心臓の収縮を起こすのが正常だ。正常の心リズムは，**洞結節➡房室結節➡His束➡左右の脚➡プルキンエ線維**の順に伝わる。その途中で心房筋，心室筋を刺激して規則的な収縮を起こさせるんだ。
このように正常のリズムは「**洞結節**」から始まるので「**洞調律**」と呼ばれる。洞結節は sinus node：サイナス・ノード（略してサイナス）というので，洞調律のことを「**サイナス・リズム**」ともいう。
ただし洞調律でも脈拍数はいろいろだから，正常のリズムは脈拍数60〜100/分の洞調律といったほうが正しいね。

✚ **正常の心リズム（洞調律，サイナス・リズム）**

① **洞結節**（sinus node：サイナス）
　↓
② **房室結節**
　↓
③ **His 束**
　↓
④ **左脚・右脚**
　↓
⑤ **プルキンエ線維**

Chapter 3 ● 心電図の成り立ちを理解しよう

刺激伝導系のしくみ

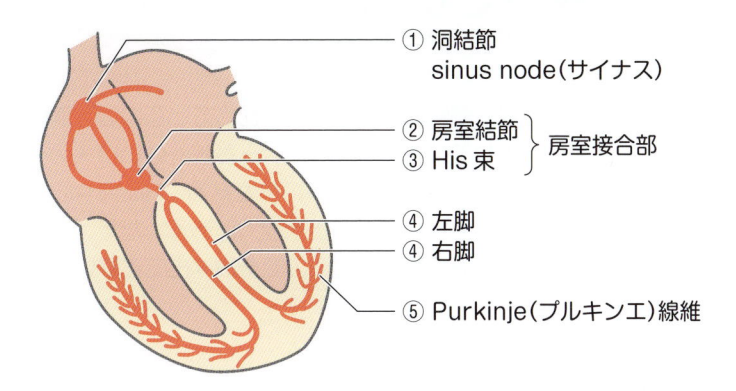

① 洞結節
　sinus node(サイナス)
② 房室結節 ｝房室接合部
③ His 束
④ 左脚
④ 右脚
⑤ Purkinje(プルキンエ)線維

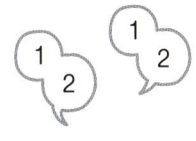

号令係は洞結節(サイナス)

洞結節(サイナス)　　His 束　　プルキンエ線維(心室筋)
　　　　　　　　房室結節

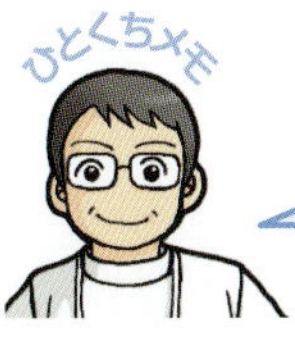

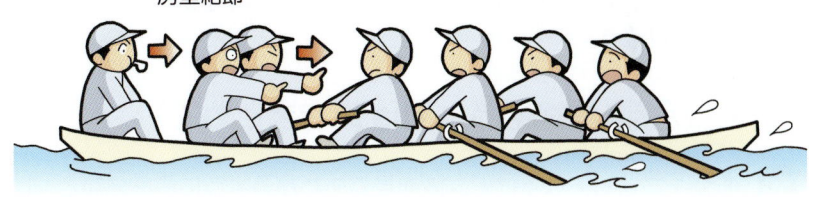

洞結節(サイナス)の号令が心室筋までスムーズに伝わる ➡ 正常な収縮

サイナスって何？
　単に「サイナス」という時、サイナス・ノード(洞結節)を表わす場合と、サイナス・リズム(洞調律)を表わす場合があるので、注意が必要だ。どちらもドクターが良く使う表現だね。

3 みんな自分のリズムを持っている

ところで正常の心臓で**洞結節がリズムを支配**しているのは，**洞結節が一番速いリズムを作り出している**からなんだ。一番威勢のいい人のテンポにみんな従っているわけだ。でも，その下の房室結節～His 束や心室自体にも自動能があって，それぞれリズムを出す能力はある。ただ，そのリズムは右の図にあるように，洞結節より遅いので普段は出てこないんだ。

> **＋ 固有のリズム**
> 洞結節（60〜100/分）
> 房室結節（50〜60/分），His 束（40〜50/分）
> 心室（30〜40/分）

でも，例えば洞結節がひどくサボったり，洞結節と下の連絡がうまくいかない時には，仕方なしに（あるいは「ここがチャンス」と）**房室結節や心室のリズム**が出てくることもあるんだよ。

でも，そうなると，脈拍自体もゆっくりになってしまうことになりますよね。

一般的にはそのとおりだね。でも，このへんは不整脈のところでもう一度詳しく話そう。

房室接合部（房室結節と His 束をまとめて）

もう１つ追加になるけど，図を見てもわかるように房室結節と His 束はとても近いところにあるため，心電図上でも区別がつきにくい。そのため，これらをまとめて「**房室接合部**」あるいは単に「**接合部**」と表現することがある。まさしく，心房と心室の間ということなんだけど，気取ったドクターはこれを「**AV ジャンクション**」ということもあるから，ちょっと覚えておいたほうがいいよ。

固有のリズム（自動能）を持っている

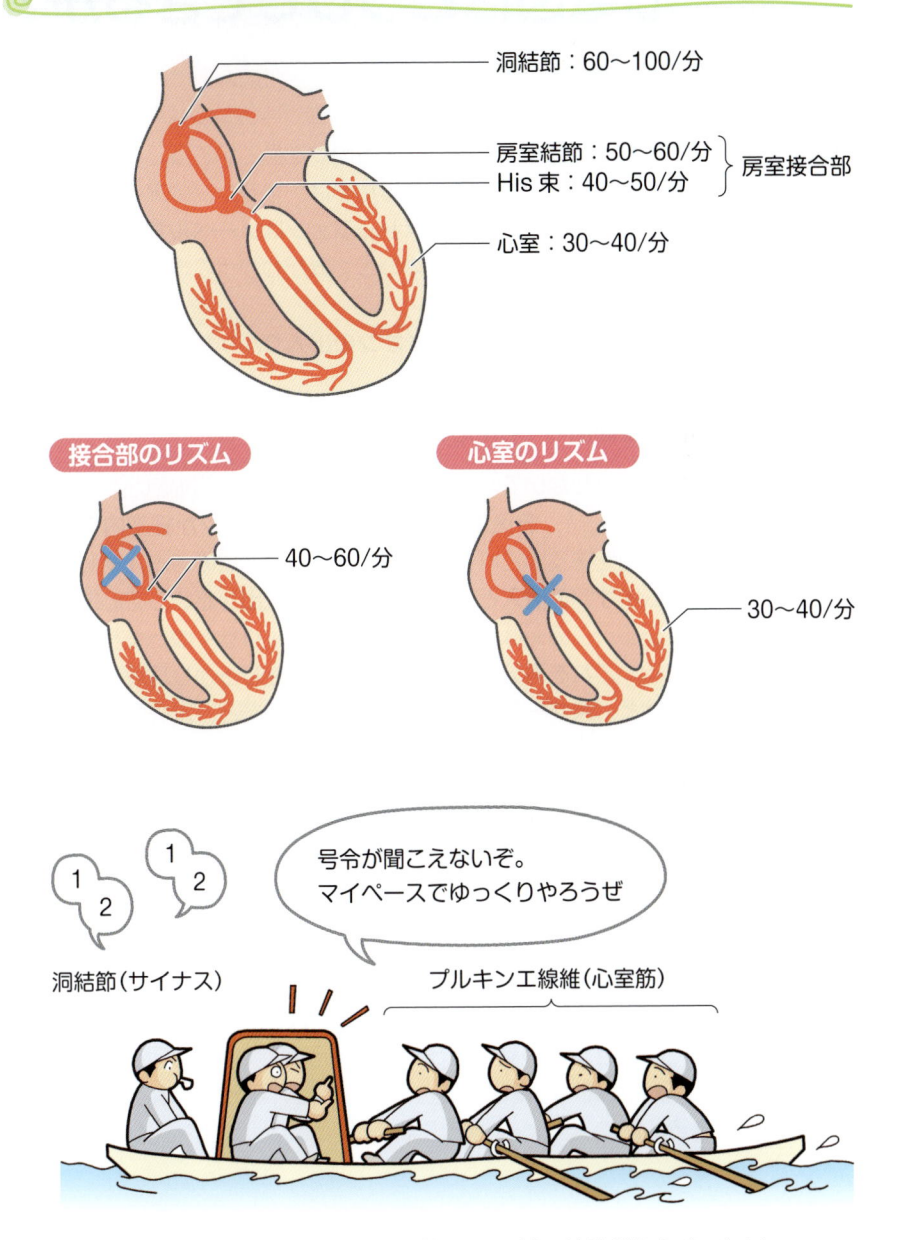

洞結節：60～100/分

房室結節：50～60/分
His束：40～50/分 ｝房室接合部

心室：30～40/分

接合部のリズム 40～60/分

心室のリズム 30～40/分

洞結節（サイナス）

プルキンエ線維（心室筋）

「号令が聞こえないぞ。マイペースでゆっくりやろうぜ」

洞結節（サイナス）と下（房室結節とHis束）の連絡がうまくいかない
➡ 房室結節や心室のリズムが出てくる

4 心電図はどうしてできるか？

さて，それでは心電図がどうしてできるのかを見ていこう。
今のような心電図の形で初めて記録したのは，オランダの**アイントーフェン**で 1897 年のことだった。アイントーフェンは**ノーベル賞**を授与されているんだ。でも，その電気活動自体のしくみがわかってきたのはもう少しあとになってからだね。
すなわち，心筋細胞の収縮自体に**イオンの出入り**がかかわっているのがわかってからだ。

やっぱりイオンが出てくるんだ。

そんなにがっかりしないで。簡単に済ませるから。心筋細胞が刺激によって活動(収縮)する時，**急速に大量のナトリウムイオンが細胞内に流入**して，大きな電力を得る。これを**脱分極**というんだ。このあと，少しゆっくり**カルシウムイオンの流入とカリウムイオンの流出**が起こって心筋は元の準備状態に戻る。この時は，収縮の時(脱分極)より低くゆっくりとした電力が得られる。これを**再分極**というんだ。意味をしっかり理解するのは難しいと思うけど，まず一気に強い力を出し，そのあと，次の労働のためにもう一度力を貯めると考えるといいな。

> 脱分極：心筋が収縮する時の速くて強い電力
> 再分極：元の状態に戻る時のゆっくりとした低い電力

イオンは覚えなくてもいいの？

いいよ。臨床で必要なことを優先しよう。
今の話は，心筋の細胞レベルでの話なんだけれど，心電図では，これらがまとまった心筋としての話になってくる。心筋でも同じように，**収縮(脱分極)による鋭く高い心電図の波**と，そのあとの**再分極による低く幅広い波**ができるんだ。

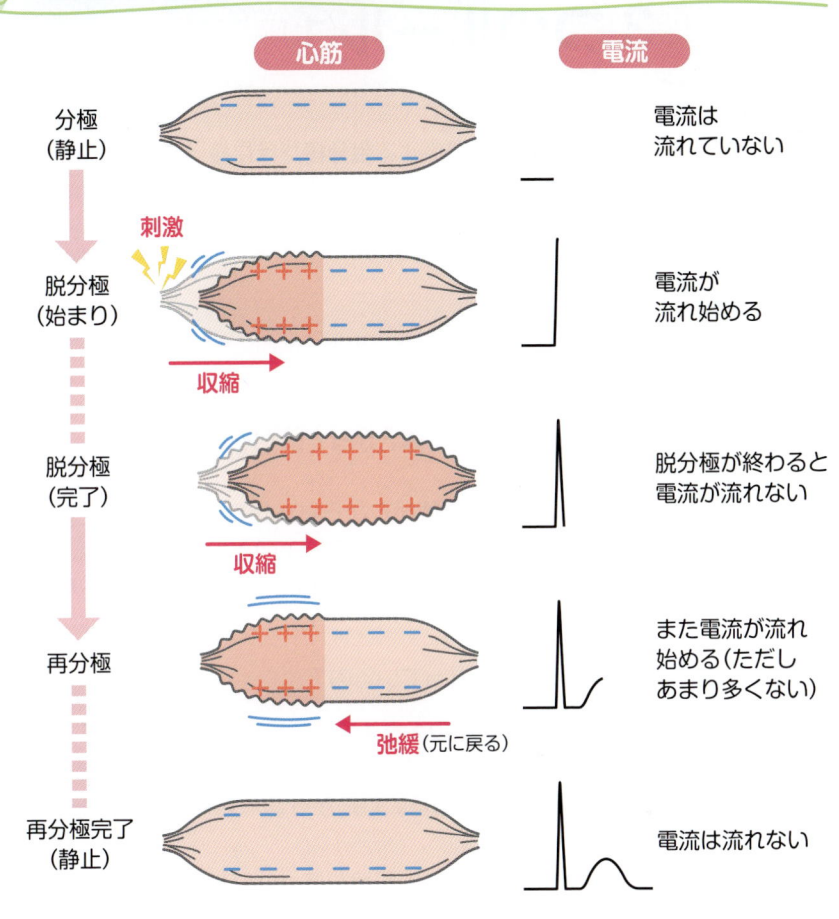

心筋細胞の電気活動（心電図の成り立ち）

	心筋	電流	
分極（静止）			電流は流れていない
脱分極（始まり）※刺激、収縮			電流が流れ始める
脱分極（完了）※収縮			脱分極が終わると電流が流れない
再分極※弛緩（元に戻る）			また電流が流れ始める（ただしあまり多くない）
再分極完了（静止）			電流は流れない

心電図の波形

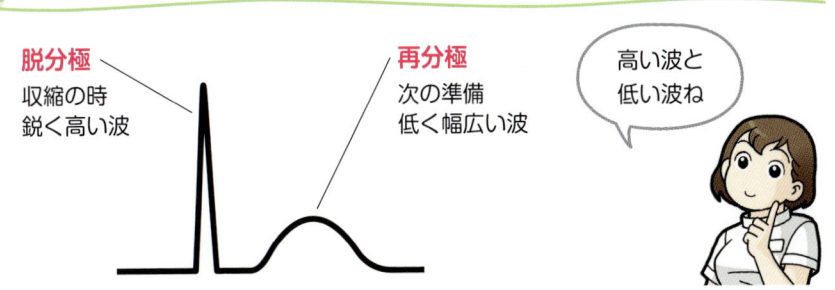

脱分極
収縮の時
鋭く高い波

再分極
次の準備
低く幅広い波

「高い波と低い波ね」

5 心電図波形の3つのルール①

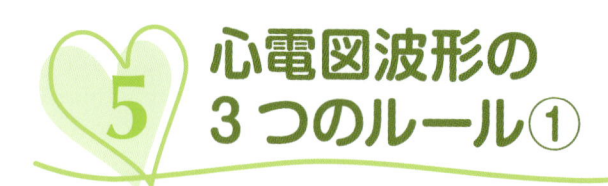

さて，ここで心筋の収縮に関係する**脱分極**だけに絞ってみよう。すると，これから実際の心電図に応用できる**大事なルールが3つ**あるんだ。君たちにはまずこれを覚えておいてもらいたい。

また，丸覚えですね。

まあ，いいでしょう。丸覚えでも。

> **＋ルール1**
> 近づいてくる時は上向き，遠ざかっていく時は下向き

図1を見てほしい。心筋の興奮が左から右へ伝わっていく時，右側にある**Aの電極**では，近づいてくる一方なので上向きの波が得られる。逆に，左にある**Bの電極**で心電図をとると，電極から遠ざかっていくばかりなので，波は下向きになるんだ。

じゃあ，**途中のC**ではどうなっているの？

道路沿いで自動車を見ているのを考えてほしい（**図2**）。**最初はこちらに向かって近づいてくる**から**上向き**だ。そして**自分の前を通り過ぎたら今度は遠ざかっていく**から**下向き**になる。したがって，**上〜下**という波形になるわけだ。これが**ルール1**。

図3のように，**右斜め下方向**への収縮があった時には，V_1では逃げていくほうが多いので，下向きが深い。それがだんだん上向きは大きく，下向きは小さくなり，最後のV_5，V_6ではほとんど上向きだけになってしまうんだ。

これって，心臓のことですか？

もうすぐわかるけれど，まずはルールを覚えて下さい。

Chapter 3 ● 心電図の成り立ちを理解しよう

心電図波形　ルール1

図1 心筋の興奮（A, B点）

遠ざかる時は下向き　　近づく時は上向き

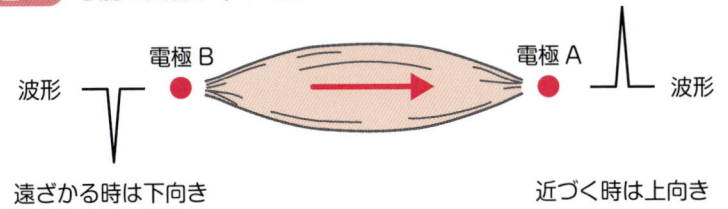

図2 心筋の興奮（C点）

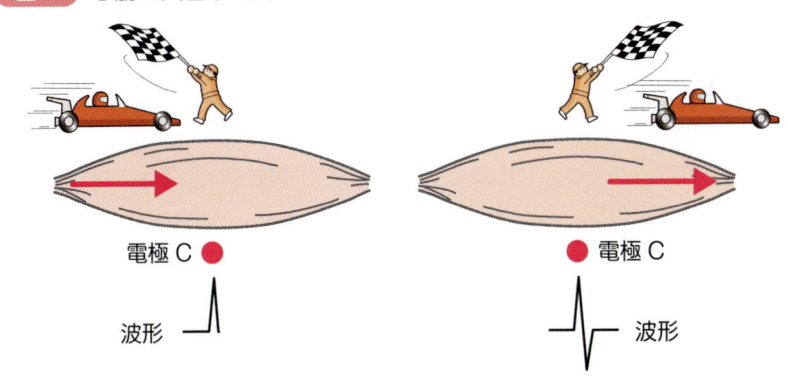

図3 実際の電極では

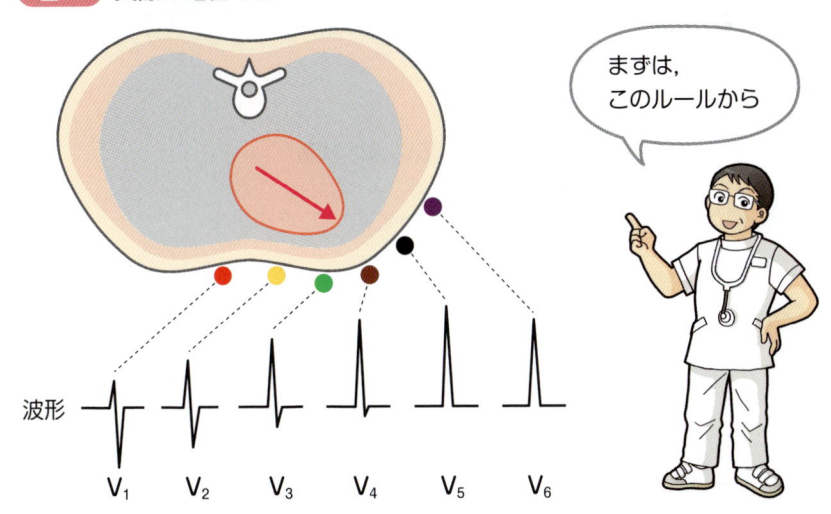

まずは，このルールから

V₁　V₂　V₃　V₄　V₅　V₆

6 心電図波形の3つのルール②

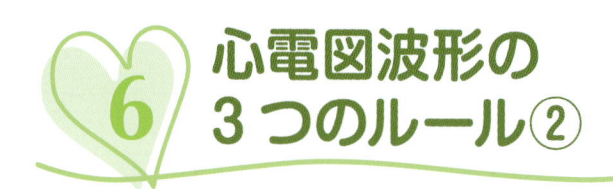

> **＋ ルール 2**
> 収縮する心筋の量が多いほど，波は高く（深く）なる

心電図の波の高さは，心筋の量が発生する電位と関係してくる。
もちろん心筋の量が多ければ大きな電位となり，心電図としては近づく時にはより高く，遠ざかる時にはより深くなる。

> **＋ ルール 3**
> 収縮が伝わるのに時間がかかれば，波の幅は広くなる

これは，あたりまえの話だね。心電図の横軸は時間進行だから，収縮に時間がかかれば，波の幅は広くなるね。
覚えてほしいのは，**正常の心室筋の収縮**ではスムーズに興奮が全体に伝わるから，収縮もすばやく起こり時間がかからない。したがって**幅の狭い鋭い波**が形成される。
これに対して，どこかで伝達がブロックされて滞ったり，刺激の起点が違ったり，回り道をせざるを得なくなるよう場合など，正常のルートを通らない場合は，ほとんど例外なく正常より時間がかかるために波の幅は広くなるんだ。

> **＋ 心室筋収縮の心電図**
> 幅が狭いのは正常，幅が広いのは異常

- 幅が広いだけで「異常」と決め付けてよいのですか？
- いいでしょう。
- でも「心室筋」というところが良くわかりません。
- このあと実際の心電図で確認していくから，ちょっと待って下さいね。

心電図波形　ルール2

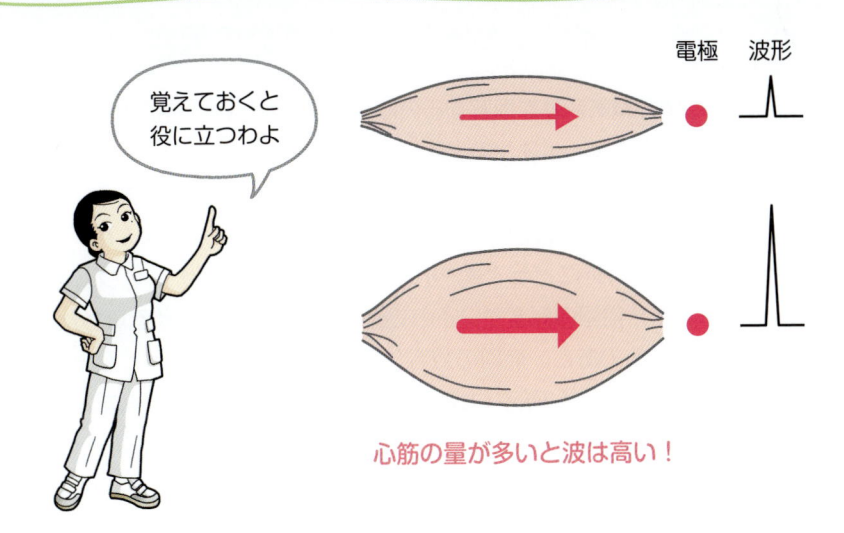

電極　波形

覚えておくと役に立つわよ

心筋の量が多いと波は高い！

心電図波形　ルール3

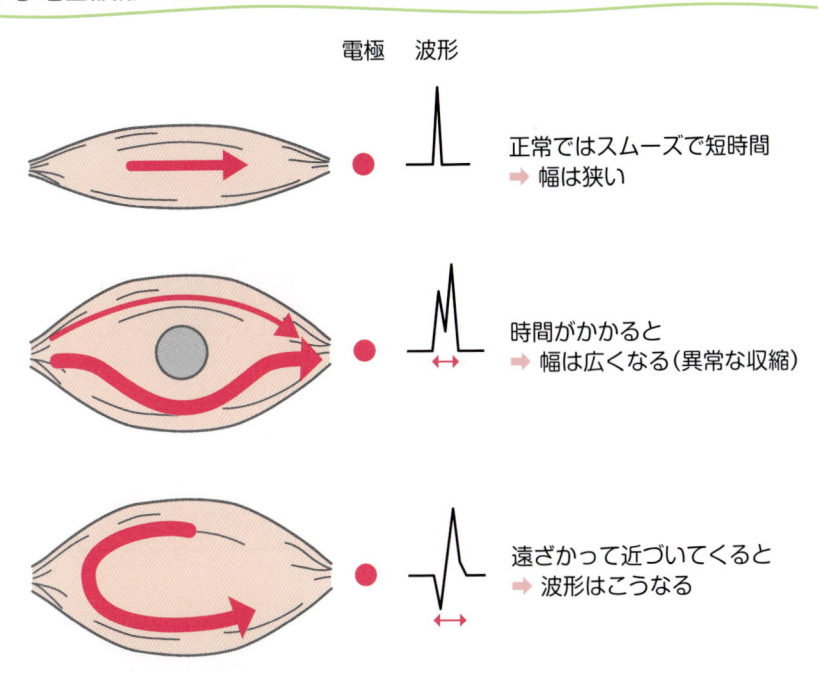

電極　波形

正常ではスムーズで短時間
➡ 幅は狭い

時間がかかると
➡ 幅は広くなる（異常な収縮）

遠ざかって近づいてくると
➡ 波形はこうなる

column ❸
イオンの出入りと映画館の観客

　心臓の電気活動を理解するのはなかなか難しい。特に脱分極と再分極の意味と，イオンの出入りの関係はわかりにくい。
　これを，「映画館の観客」にたとえて説明している本がある。
　前の回の映画が終わるのを待ちわびていたせっかちな人が，映画の終了と同時にどっと館内に入ってくる（これがナトリウムイオン）。まだ前回の観客がいるので館内はたいへん混雑する（脱分極に相当）。そのあと，前回の観客（カリウムイオン）がゆっくり出て行き，さらに新しい観客（カルシウムイオン）が入って，だんだん落ち着いていく（再分極）。
　これだけではまだまだ難しいと思うけれど，心電図についてもう少ししっかりと勉強してみたいと思う人は，この本を読んでみるといい。僕もこの本で勉強したんだよ。

髙階經和 著：「心電図を学ぶ人のために」第4版．医学書院，2005

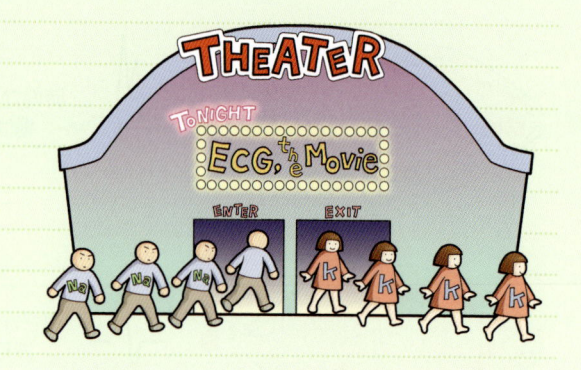

Chapter 4

実際の心電図を見てみよう

1 実際の心電図を見てみよう

さあ，いよいよ実際の心電図を見てみよう。
まずはリズムを無視して，1つの心拍を取り出してみよう。
右上の図はⅠ，Ⅱ，ⅢやV₄，V₅，V₆あたりでよく見られる代表的な波形の1拍分を模式的に描いた図だ。まずは一番代表的な**この形を徹底的に頭に入れること**が，心電図を読む基本になるんだ。ある心電図講習会では「お絵かき歌」で，この形を描く練習をするそうだ。**パターンとして覚える**ためにね。

> 心電図はパターンで覚える

それだけ大事だということですね。

そうだね。この心電図の波にはそれぞれ名前がついているんだけど，PからUまでのアルファベットがシンボルになっている。

どうしてAからじゃないんですか？

アイントーフェン大先生がPから始めたので，みんなそれに従ったのさ。それはいいとして，1つ1つの波を見て，その意味を考えながら進もう。

♥ P波は心房

まずP波。これは，**心房の興奮（収縮）による波**だ。
心収縮の「号令係」である洞結節は右心房にあり，真っ先に心房を収縮させるから一番初めのPは心房だ。心房は心室に比べて薄い心筋でできていて，収縮する**心筋の量も小さい**から，**小さな波**になっている。正常では小さな上向きの波として記録され，**下向きや二相性・二峰性は異常**といえる。

> P波は心房収縮：小さな上向きの波

Chapter 4 ● 実際の心電図を見てみよう

心電図のパターン

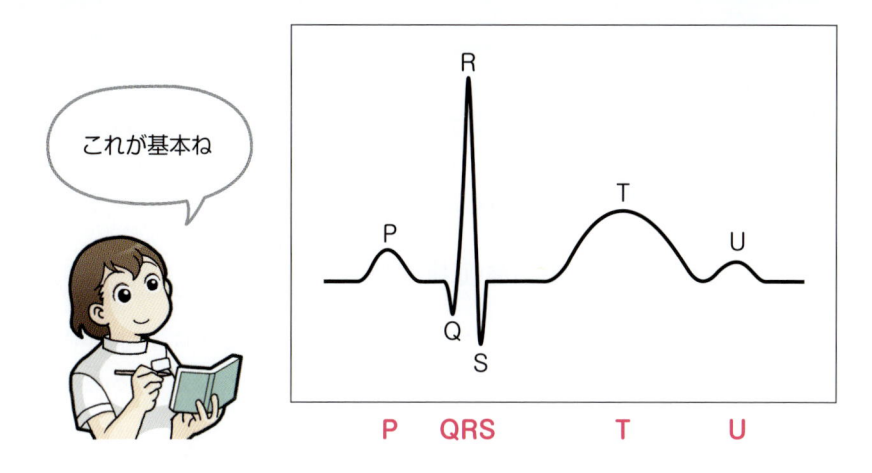

これが基本ね

P　QRS　T　U

P波は心房収縮

P は心房

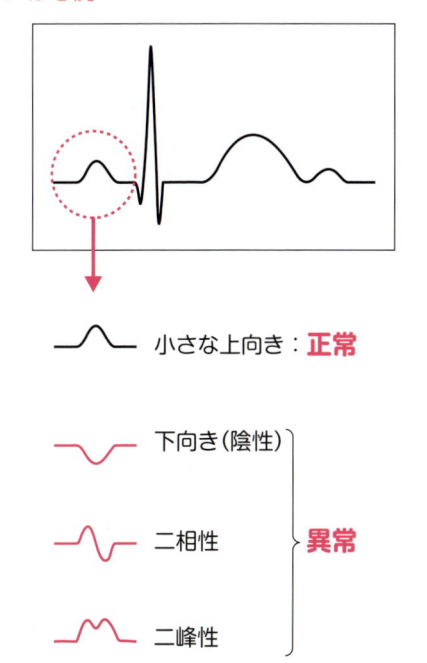

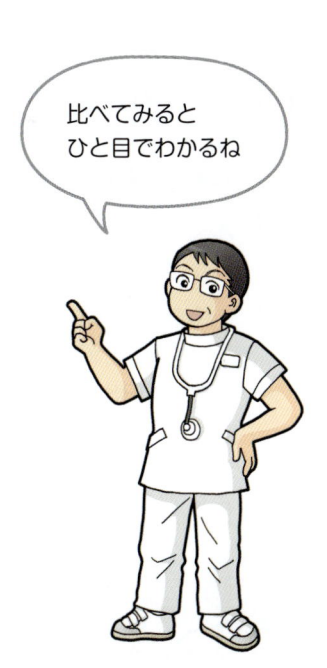

- 小さな上向き：**正常**
- 下向き（陰性）┐
- 二相性　　　　├ **異常**
- 二峰性　　　　┘

比べてみると
ひと目でわかるね

2 QRS は心室収縮（脱分極）

　P から少し平らな部分があったあとに，心電図の中心ともいえる鋭いスパイク状の波が見られる。これは心室の脱分極（収縮）による電気活動で，全体をまとめて QRS といっている。

> **QRS は心室の脱分極（収縮）の波**

　定義としては，最初の下向き波が Q，次の上向き波が R，再度下向きが S で QRS になる。しかし，実際はどんな形でもまとめて QRS と呼んでいるんだ。
　すなわち，QRS とはいうものの，実際の心電図では RS あるいは R のみが正常だ。もし最初に下向きの Q 波が見られると，これは異常ということ（ただし，小さい Q は正常範囲内として許される。R の 1/4 以上あるような，はっきりした Q 波を異常としている）。

> **正常の QRS は，RS 型か R 型，幅は狭くて鋭い**

　もっと詳しく表現するには，大きい波を大文字，小さい波を小文字で書いて，Rs，Qr などのように表わすんだけれど，こういった場合でも，この**波全体は QRS と表現**することが多いので注意が必要だよ。

　先生，それなら，右下の図の❶，❷，❸が正常で，❹〜❽はみんな異常としていいんですか。

　そのとおり。後にある，Q 波やギザギザ波形ももちろん異常波形だね。また，幅が広いのも異常としていい。
　一般に **QRS は 0.10 秒までが正常範囲**だ。

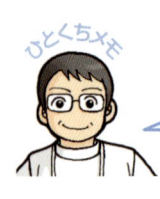

ひとくちメモ

QS !?
　右図❺のように下向きだけの波だと，Q なのか S なのかわからないね。こんな時に QS と呼ぶこともあるんだ。心筋梗塞の時などにしばしばみられる波形だ。

Chapter 4 ● 実際の心電図を見てみよう

QRS は心室収縮

どんな型でもまとめて「QRS」と呼ぶ

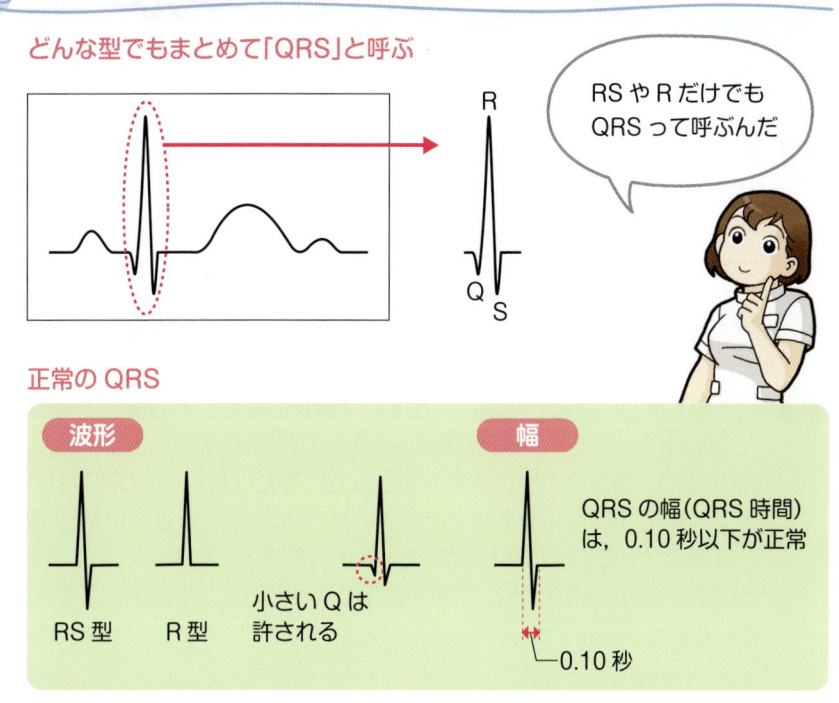

RS や R だけでも QRS って呼ぶんだ

正常の QRS

波形

RS 型　R 型　小さい Q は許される

幅

QRS の幅（QRS 時間）は，0.10 秒以下が正常

0.10 秒

いろいろな QRS パターン

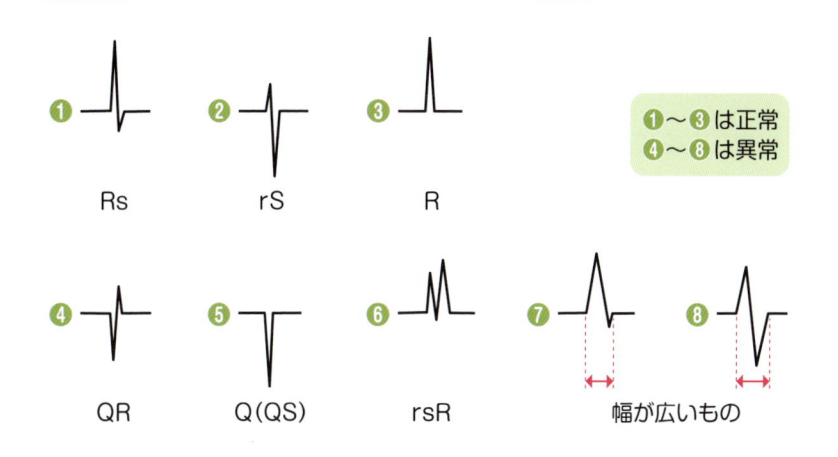

❶ Rs　❷ rS　❸ R

❶〜❸ は正常
❹〜❽ は異常

❹ QR　❺ Q(QS)　❻ rsR　❼ ❽ 幅が広いもの

51

3 QRSと3つのルール

さて，繰り返すけれど，QRSは心室筋の収縮だ。解剖で勉強したように心臓の筋肉の大半を占めるのが心室筋（特に左室）だから，心電図の解読でも中心的な役割を果たすことになる。そしてその原則は，前に覚えた**3つのルール**だ。

＋ ルール1　近づいてくる時は上向き，遠ざかっていく時は下向き

図を見てほしい。これは前にも出ていた胸部の輪切りと心電図の胸部誘導との関係だ。ここで，心臓の興奮（心室筋の興奮）は矢印のように進んでいるので，V_5あたりではこちらへ向かってくるだけだから，QRSはほとんど上向きだけ（Rs）になる。ところが，V_1ではちょっと近づいたらそのあとは遠ざかっていくばかりなので，小さいRのあとに深いSになる（rS）。その途中のV_3あたりは，近づいて遠ざかるので上・下でRSの波形になるんだ。

＋ ルール2　収縮する心筋の量が多いほど，波は高く（深く）なる

Pと比べてQRSがとても大きいのは，収縮する心筋の量による差だね。このルールは病的な心肥大の時に大事なので，その時にまた思い出してもらうよ。

＋ ルール3　収縮が伝わるのに時間がかかれば，波の幅は広くなる

正常な収縮パターンでは，興奮の広がりがスムーズなので時間がかからず，結果として幅が狭く鋭い波になる。遠回りしたり，引っかかったりして時間がかかると，QRSの幅も広くなるんだ。

QRSの幅が広ければ，それだけで異常としていいんですか？

そうだよ。前にもいったけれど，QRSの幅は0.10秒以下が正常範囲だ。それ以上幅が広い時は異常と考えよう。

Chapter 4 ● 実際の心電図を見てみよう

QRS とルール1

近づいてくる時は上向き，遠ざかっていく時は下向き

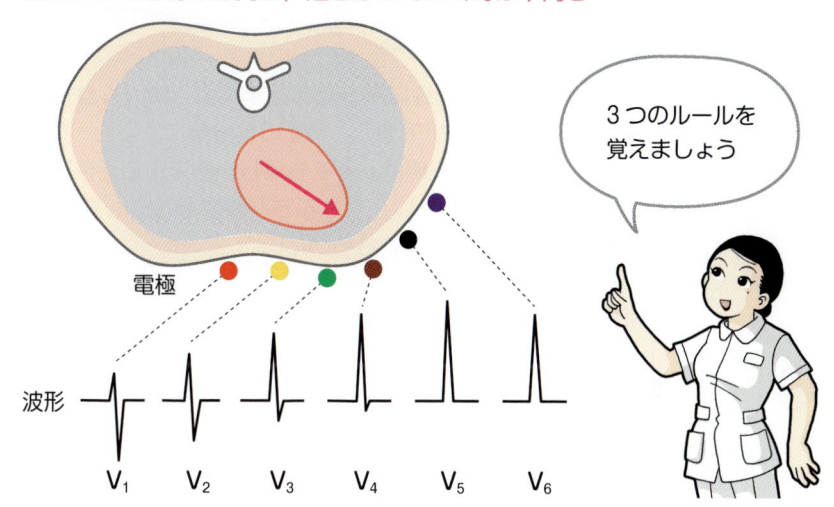

電極

波形

V₁ V₂ V₃ V₄ V₅ V₆

3つのルールを覚えましょう

QRS とルール2

収縮する心筋の量が多いほど，波は高く（深く）なる

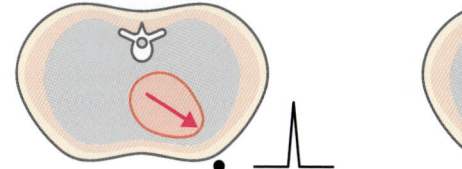

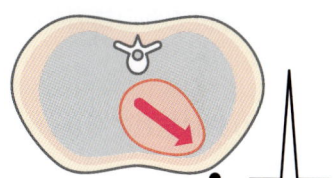

QRS とルール3

収縮が伝わるのに時間がかかれば，波の幅は広くなる

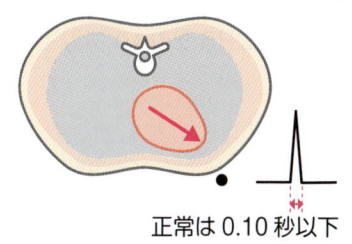

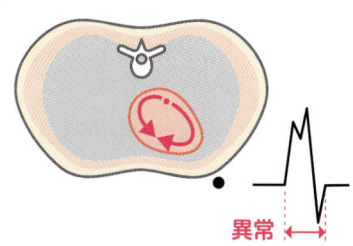

正常は 0.10 秒以下　　異常

53

4　T波は心室の再分極

QRSに続いては，いったん基線に戻ったあとすぐに，ゆっくりした幅広い上向きの波が現れる．これが **T波** で，心室の再分極によるものだ．
T波の変化に関する理論的な説明は，とても難しいのでここでは省略するけれど，基本的には上向き（陽性），すなわち基線から山形にゆっくり上がって下がる形を正常として覚えてもらいたい．

> **T波は心室の再分極：幅広い上向き**

Tが下向き谷型の時は陰性T波と表現して異常波形としている．異常波形などについては，各疾患のところで，また勉強しよう．ここでしつこいけれど，もう一度心電図の基本パターンを再確認しておこうね．

先生，**U波** を忘れています．

おっと，本当だ．でも **U波は忘れてもいい**．
U波は電解質の異常などの時に注目されるけど，実際にどういうしくみでこの波が出るのかははっきりわかっていないし，正常でも見えないことがある．君たちが心電図をとらえようとする時は，あと回しにしてもいいと思う．

> **U波は忘れても良い**

まずP，QRS，そしてT．これらが心電図を構成していることをパターンとして丸覚えしてほしい．

> **心電図のパターン：P−QRS−T−(U)**

さっきから気になっていたのですけれど，**QRSが0.10秒以下** って，どうやって測るんですか？

そうだ，それを最初に勉強すべきだったかな．

T波は心室の再分極

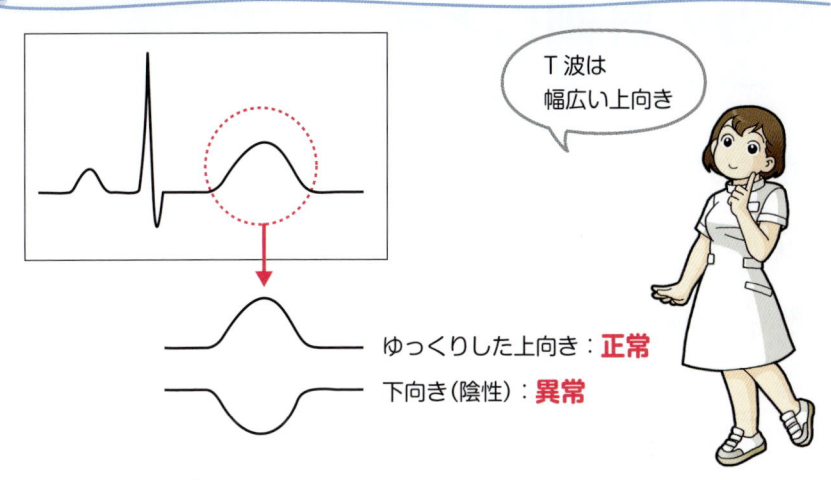

ゆっくりした上向き：**正常**
下向き(陰性)：**異常**

T波は
幅広い上向き

U波は忘れて良い

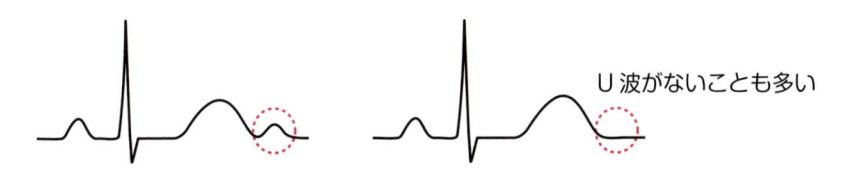

U波がないことも多い

心電図のパターン(復習)

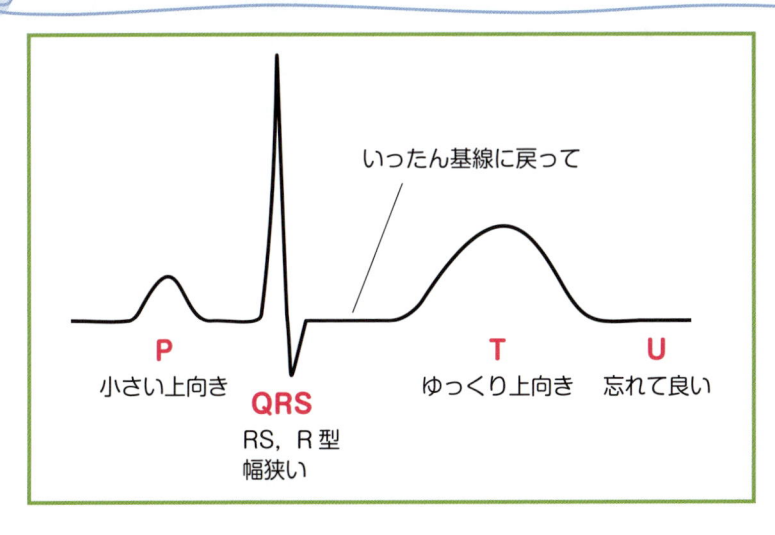

いったん基線に戻って

P 小さい上向き
QRS RS，R型 幅狭い
T ゆっくり上向き
U 忘れて良い

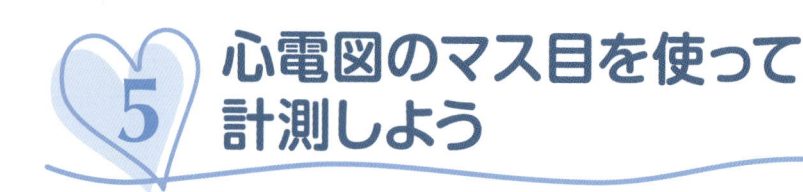

5 心電図のマス目を使って計測しよう

横軸は時間

心電図は普通 1 秒間に 2.5 cm のスピードで紙を走らせて測定している。だから，**1 mm が 0.04 秒**ということになるな。

わー，難しい。

図の左下を見てごらん。心電図の用紙は 1 mm の方眼紙になっていて，それが 5 mm ずつ太い線でまとめてある。だから**細かい 1 マスが 0.04 秒，太い線の間は 5 mm だから 0.20 秒**になる。

ということは，正常心電図の **QRS は 0.10 秒**以下なので，小さいマスが **2 個半**までということですね。

そのとおり。一般に **QRS が 3 マス以上なら異常**と考えてよい。

縦軸は電圧

また縦軸は波の高さ（電圧）を表している。
標準的には **1 mV が 1 cm**，すなわち **1 mm は 0.1 mV** になっている。でも，心電図波形がとても大きくて紙からはみ出しそうな時には，**1 mV を 0.5 cm** として 1/2 の大きさでとることもある。
こんな時は心電図の最後に入っている**較正波**（キャリブレーション）に注目するんだ。これは 1 mV の高さを示しているので，通常は 1 cm になっている。もしキャリブレーションが 0.5 cm なら，1/2 の大きさでとっているということだ。
それと，もう 1 つ。この電圧を表わすのに，実際の mV ではなくて，心電図上の mm で表現することも多いようだ。もちろんこの場合は **1 mV が 1 cm** の標準測定でのことだ。よく，「ST が 1 mm 低下している」なんて表現するね。

ST って何ですか？

まあ，あわてないで。ちょっと待って下さい。

Chapter 4 ● 実際の心電図を見てみよう

横軸は時間

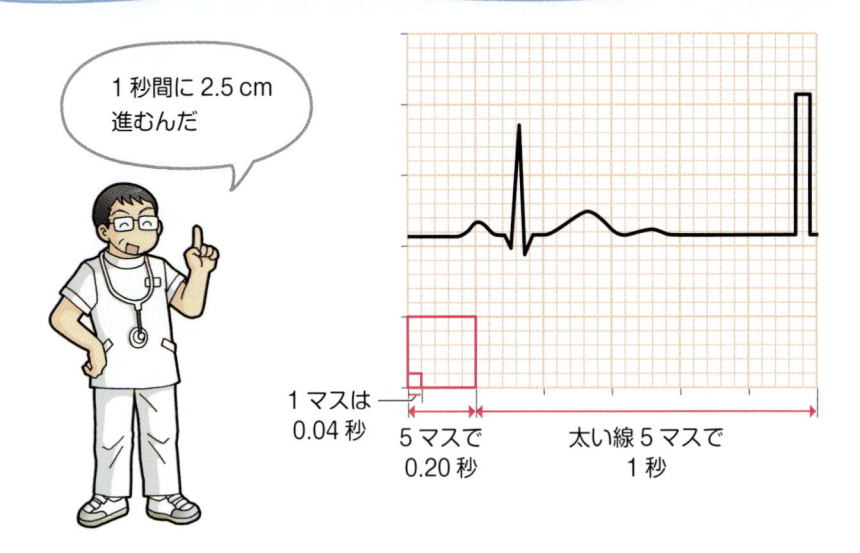

1秒間に2.5cm進むんだ

1マスは0.04秒
5マスで0.20秒
太い線5マスで1秒

縦軸は電圧

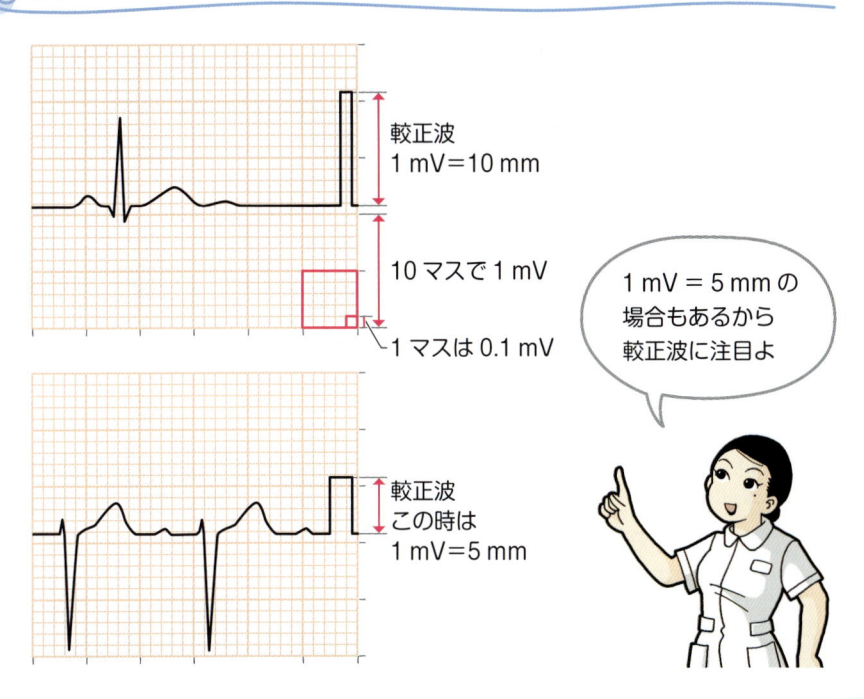

較正波
1mV=10mm

10マスで1mV
1マスは0.1mV

1mV=5mmの場合もあるから較正波に注目よ

較正波
この時は
1mV=5mm

6 心電図の計測値をチェック

先に心電図における各種の計測ポイントを見てみよう。

PQ時間(PQ間隔)：心房から心室への伝導時間

Pの始まりから，QRSの始まりまで(RまたはQ)の時間をPQ時間といい，心房の収縮(興奮)の始まりから，心室の収縮(興奮)の始まりまでの**時間経過**を表わす。すなわち，サイナスからの刺激の伝導がうまくいっているかどうかが表わされるんだ。

> PQ時間の正常は0.12〜0.20秒

QT時間(QT間隔)

QRSの始まりから，T波が終了するまでの時間を測定するのがQT時間だ。電解質の異常や薬物の効果によって変化するけれど，その**正常値は心拍数によって変化する**ので覚えなくていい。

RR間隔とPP間隔

脈を見ていく時は，隣の心拍との間隔を測定する。この時，**RとRの間隔，PとPの間隔**を測定すると良い。正常のサイナス・リズムの場合は，当然RR間隔とPP間隔は一致するはずだよ。

ST部分

時間の計測値ではないけれど，**QRSの終わりからT波の始まりまでの部分**をST部分と表現する。心室興奮のピークから回復期の開始までを表わすので，**心筋の障害などがあると変化**するんだ。上昇・下降のパターンに**独特の表現**があることを知っておいてほしいな。

PQ 時間と QT 時間

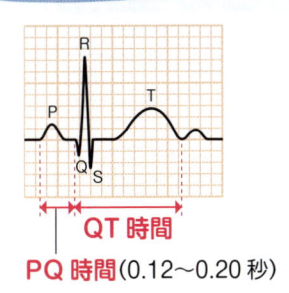

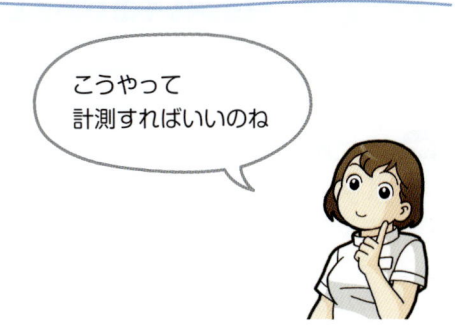

PQ 時間(0.12〜0.20 秒)

こうやって計測すればいいのね

RR 間隔と PP 間隔

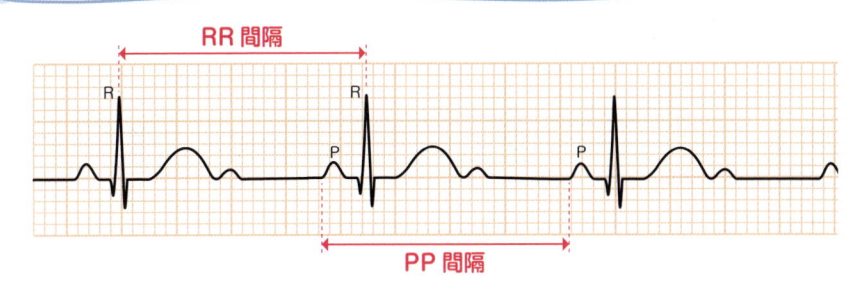

ST 部分

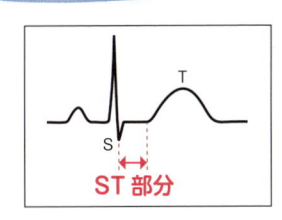

ST の上昇
上方凸型　下方凸型

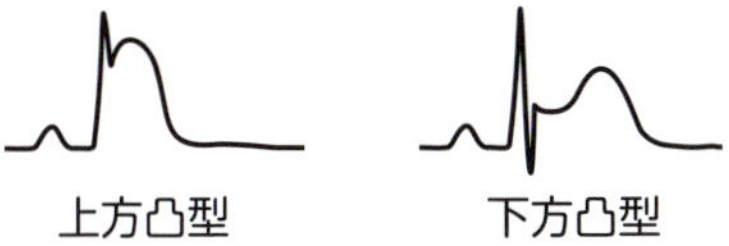

ST の下降
水平型(H 型)　下行型(S 型)　上昇型(接合型)(J 型)

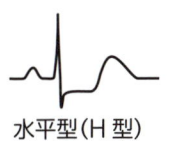

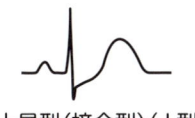

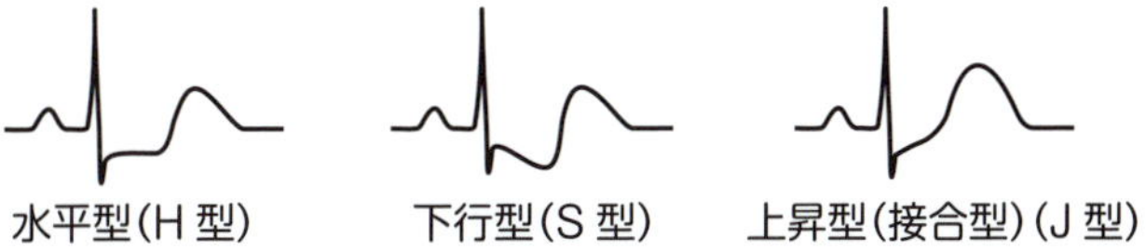

7 電気軸は左下向きが正常

🧑 **電気軸**という言葉も知っておこう。
心臓の収縮で起こる電力は複雑だけれど，これを**全部まとめたベクトル**にしてしまうと，**正常の心臓**では「**左下・左前方向**」を示すことになる。これは，解剖で勉強したように，心臓のほとんどは左心室で占められ，その**心臓が左下・左前方向**を向いているからだね。
このベクトルの方向を，**正面から見た時の角度**で表わしたのが電気軸だ。ほとんどが心室成分なので，**平均 QRS 電気軸**なんて呼ぶこともある。右図のように**心臓から水平に左方向を± 0°** として，**時計回りがプラス，反時計回りがマイナス**としているので，

> 正常の電気軸は：左下向き（0°〜＋ 90°）

👩 それ以外は異常として良いのですか？

🧑 右側に向く時（＋ 90°以上）は右軸偏位，左上までいくと（0°以下，マイナス）左軸偏位と呼ぶのだけれど，多少のズレは異常とはしないことになっている。

👩 その電気軸の角度はどうやって計算するのですか？

🧑 計算というよりはグラフ上で測るんだ。結構めんどうだし，「電気軸は何度だ？」なんて聞くドクターはまずいない！
ちょうど I 誘導は左水平方向で，aVf は真下向き（参照➡ 28 ページ）だから，この 2 つの QRS の主成分について見ることで，

> 正常電気軸： I 上向き⬆，aVf 上向き⬆
> 右軸偏位： I 下向き⬇，aVf 上向き⬆
> 左軸偏位： I 上向き⬆，aVf 下向き⬇

👩 心電図のルール 1（参照➡ 42 ページ）を使えばいいんですね。

🧑 そうだね，これくらいの知識でナースとしては十分だと思うな。

Chapter 4 ● 実際の心電図を見てみよう

電気軸

左方向を±0°とするんだ

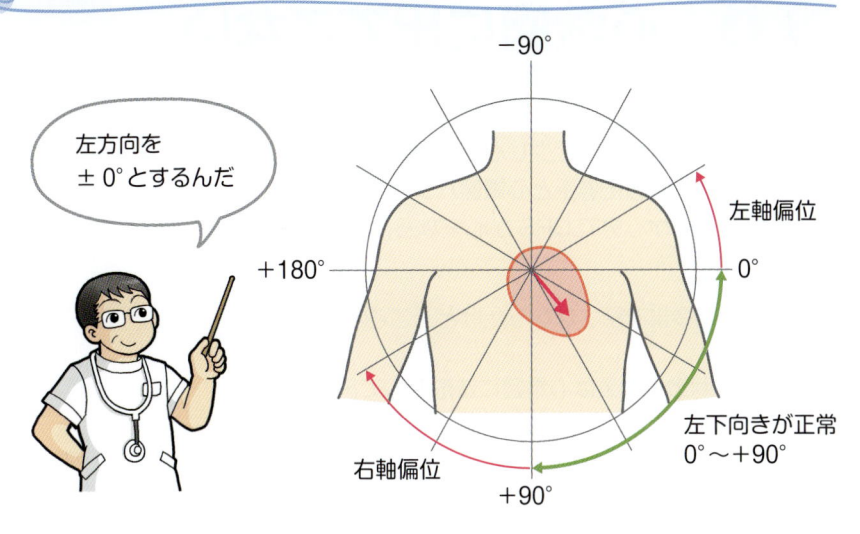

−90°
左軸偏位
+180°
0°
左下向きが正常
0°〜+90°
右軸偏位
+90°

軸偏位の見方

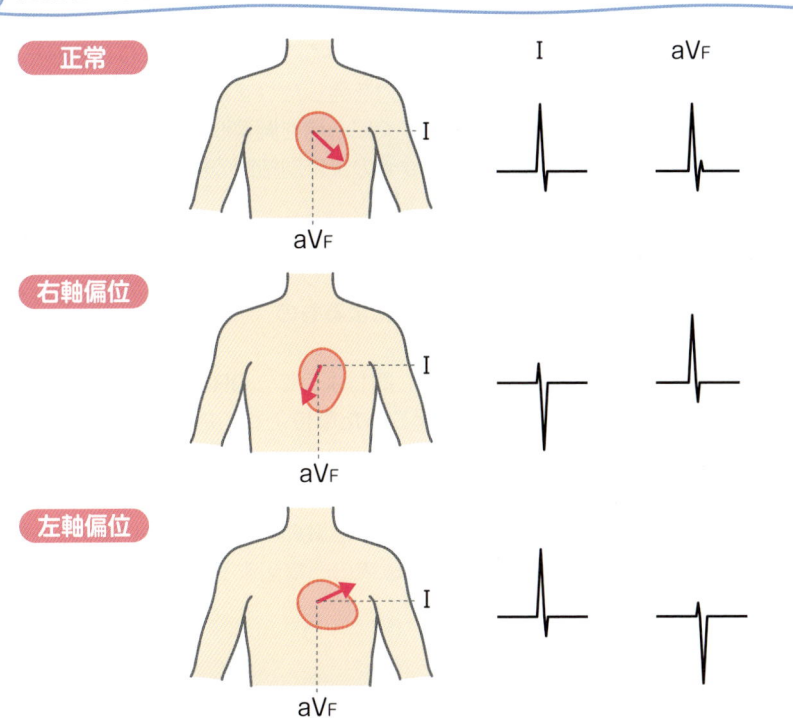

正常　　I　aV$_F$

右軸偏位　　I　aV$_F$

左軸偏位　　I　aV$_F$

61

8 刺激伝導系は心電図に出てこない

🧒 うーん，難しいけど少し心電図が見えてきたかな。でも，先生，先に教えてくれた**刺激伝導系と心電図パターンとの関係**がよくわからないんですけれど。P が心房で QRS が心室なら，房室結節や His 束はどこに行ったのですか？

👨 よし，今まで話さなかったけど，ここで重大発言をしよう。

> **刺激伝導系は心電図に波形として出てこない**

🧒 えーっ，だって，洞結節が P 波で，プルキンエ線維が QRS じゃないんですか？

👨 ちょっとアキちゃん。さっき **P が心房，QRS が心室**と自分でいったばかりじゃないですか。そっちが正解ですよ。
刺激伝導系は自動能や伝達力に優れている心筋細胞の集まり（連続）だけれど，それ自体は収縮したり強い電力を発したりするわけではないんだ。洞結節は右心房のところにあり，すぐに心房を興奮収縮させるので，ほぼ P と一致している。そのため，P はそのまま洞結節の働きを反映していると考えられることも多い。
でもあくまでも，

> **P 波は心房の心筋の興奮収縮によるもの**

で，洞結節の電位ではないんだ。同じように，**QRS はプルキンエ線維によって興奮収縮した心室筋の起こした電位**だね。だから，さっきの 3 つのルールが適用されるんだ。
したがって，His 束や房室結節のあたりは PQ の「**時間経過**」として心電図に反映されるだけなんだな。ただし，心臓の中に電極のついたカテーテルを入れて**心内心電図**をとると，His 束の心電図までとることができる。でもこれは別の話だ。

Chapter 4 ● 実際の心電図を見てみよう

刺激伝導系と心電図

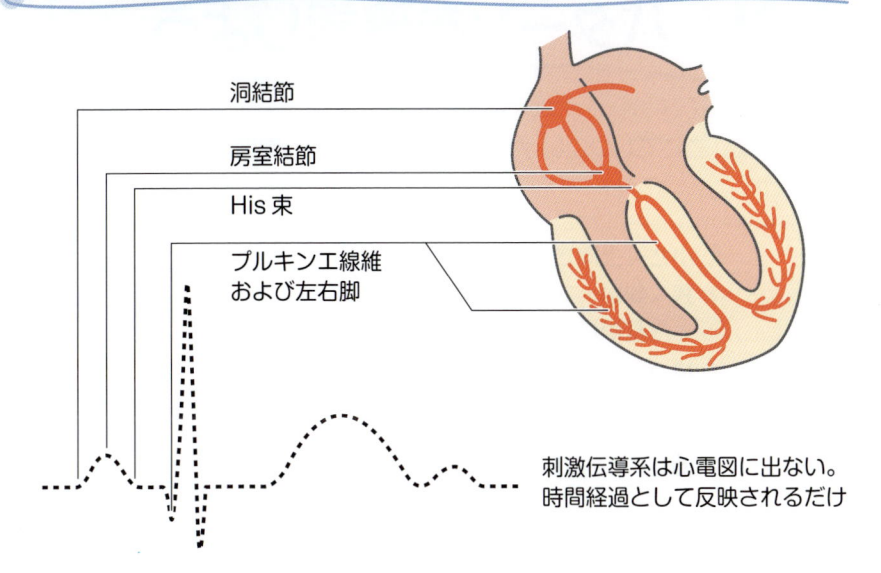

洞結節

房室結節

His束

プルキンエ線維
および左右脚

刺激伝導系は心電図に出ない。
時間経過として反映されるだけ

心電図は心筋の収縮を表わす

心房筋収縮

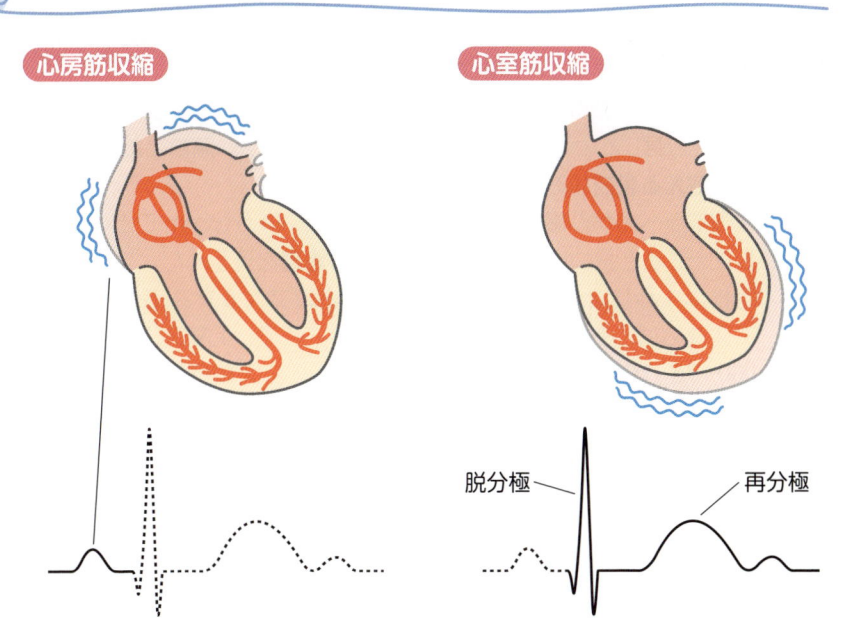

心室筋収縮

脱分極　　再分極

63

9 もう一度,正常心電図のパターンを確認しよう

さて,ここでしつこいけれど,もう一度**正常心電図のパターン**を確認しよう。

> ① 小さく上向きの **P**
> ② 狭く鋭い **QRS**(RS 型か R 型)
> ③ 一度基線に戻って
> ④ ゆっくり上向きの **T**
> ⑤ **U** はなくても良い

自分で**パターンを描きながら覚える**といいですよね。

そうだね,心電図を見るうえでのポイントとしては,

> 波形の異常があるか?
> リズムの異常があるか?

の2点が大事なんだけれど,リズムを評価するうえでも,この正常パターンを確認することがとても大事なんだ。
ところで,**心拍数を数える**にはどうするかな? 1分間心電図をとって全部数えればいいわけだけれど,それはめんどうだ。簡単に**だいたいの心拍数を数える裏技**があるから覚えておこう。
Rのてっぺんが心電図用紙の方眼の線の太いほう(5mmごとの線)に一致したところを見つけ出し,**次のRまでの距離**を見るんだ。
用紙は1秒に2.5 cm進むから,太い線のマス5マスで1秒。1拍で5マス進めば,ちょうど毎分60になる,ここで,1マスごとに近づくと,「**60-75-100-150-300**」と増えていく。6マスなら50だ。これはもちろん規則正しい脈の時だけにしか当てはまらないけれど,この数字を丸覚えしておくと,だいたいの心拍数を数えるのに役に立つよ。

正常心電図のパターン

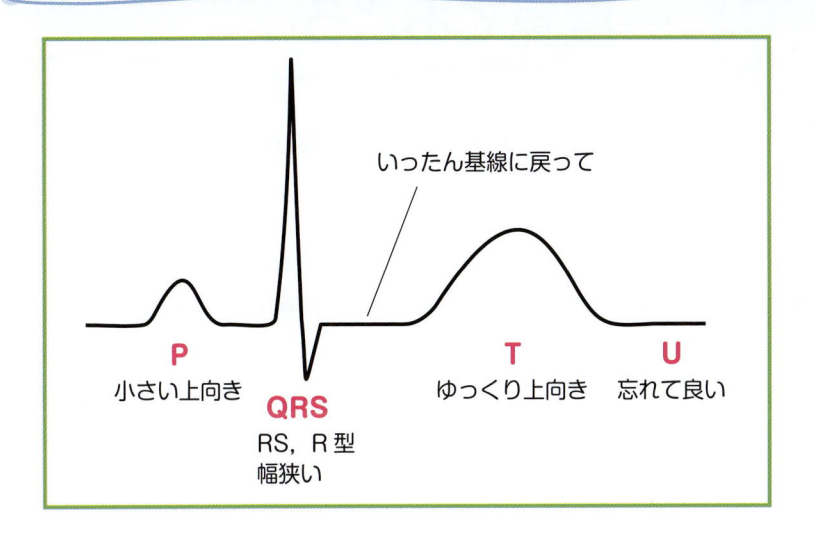

P 小さい上向き
QRS RS，R型 幅狭い
いったん基線に戻って
T ゆっくり上向き
U 忘れて良い

心拍数の早わかり

R-R を見る

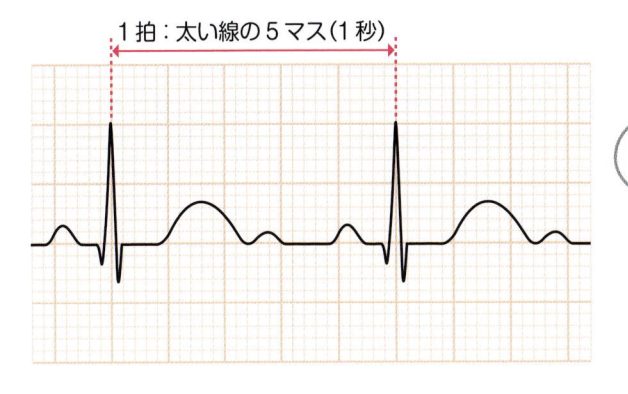

1拍：太い線の5マス（1秒）

太い線のマス5マス＝1秒だから

5マス ➡ 60/分
4マス ➡ 75/分
3マス ➡ 100/分
2マス ➡ 150/分
1マス ➡ 300/分

6マスなら 50/分ね

60-75-100-150-300 を覚えておく

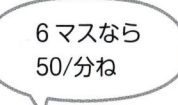

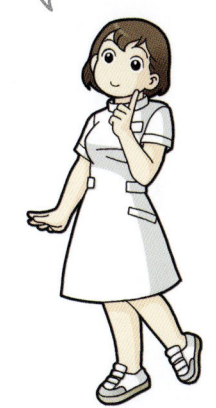

10 実際の心電図も，一度見ておこう

🧑‍⚕️ 心電図の基礎の最後に，実際の 12 誘導心電図を見ておこう。
右にあるのは，健康な若者の心電図だ。このように，左に四肢誘導，右に胸部誘導の形で台紙に整理することが多い。
さあ，アキちゃん，何か気になる点はないかな？

👧 あります。あります。**aVr** を見て下さい。Ｐも下向き，Ｑ波があるし，Ｔまで下向きで，これは全部異常所見です。

🧑‍⚕️ よく見たね。でも，ここまで教えてなかったけれど，これは無視していいんだ。

👧 えっ？ **aVr は無視していいんですか？**

🧑‍⚕️ **aVr** は 12 誘導の中でただ 1 つ，右上方向（心臓の収縮と反対側）から見る誘導なので，今までの正常パターンは当てはまらないので，最初から無視してかまわない（ 参照➡ 28 ページ）。

👧 もう 1 つ，V_1 なんですけれど，Ｑみたいに見えるし，Ｔも低くて平らです。

🧑‍⚕️ よく気づいたね。
V_1 ではしばしばＲがとても小さくなって QS のように見えることがあるんだ。この時は V_2，V_3 まで Q になっていない限り，見逃してやって下さい。また，

> **V_1 のＴは若い人や女性では低いことが多く，しばしば陰性**

です。これも，正常範囲内ということです。
心拍数はどうですか？

👧 V_3 でみると，**Ｒの間隔**が 5 マスよりちょっと短いくらいです。だから，毎分 60 より少し多いくらいと考えればいいんですよね。

🧑‍⚕️ そのとおり。アキちゃんもだいぶ進歩したね。
それでは，次からはいろいろな疾患を見ていこう！

実際の12誘導心電図

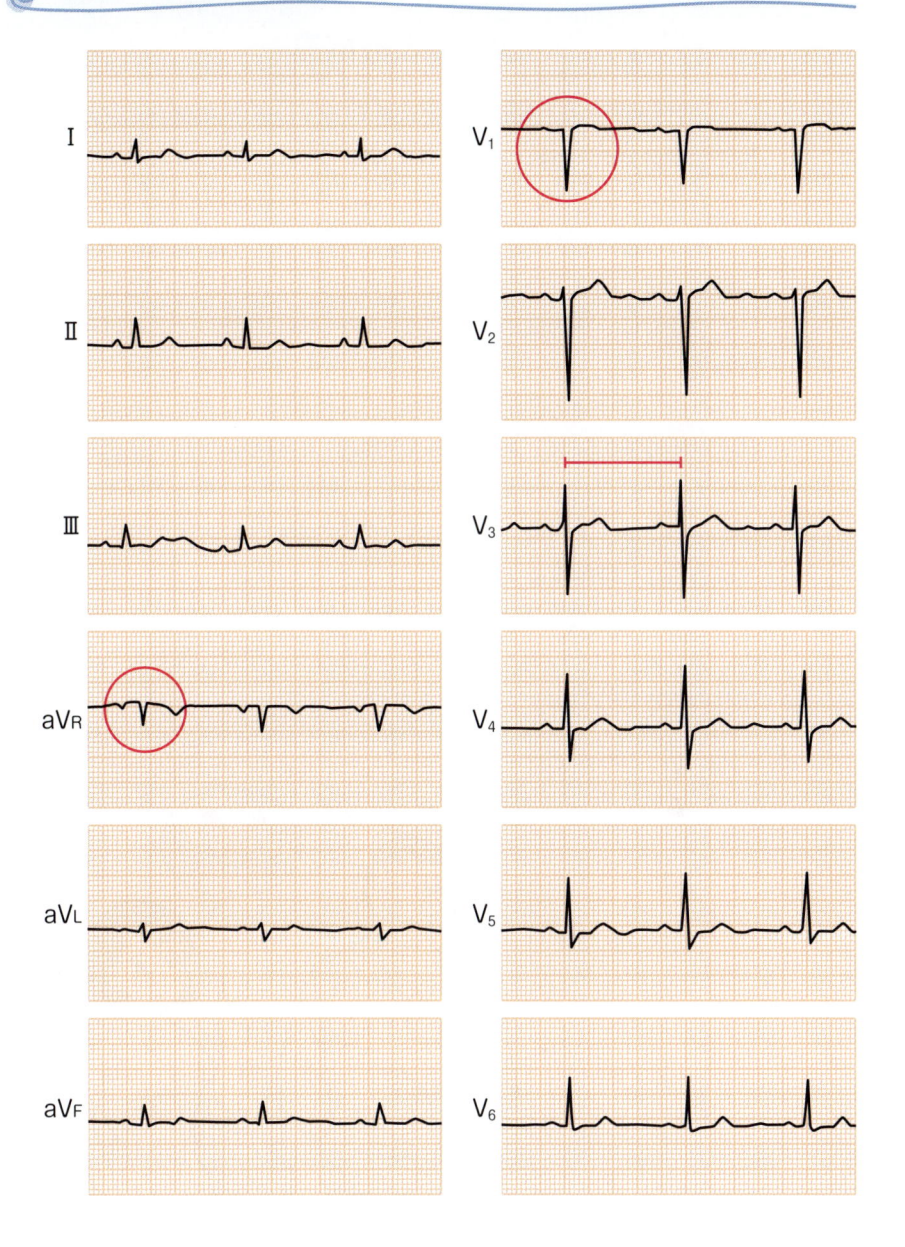

column ④

タバコと心疾患

　「タバコを吸うと心臓が苦しくなるんです」という患者さん。心電図では喫煙時に不整脈が増加している。それじゃあ，まずタバコをやめればよいのに…。でもやめられないのが「愛煙家」のようだ。

　タバコの害は心疾患でもはっきり証明されている。喫煙によって冠動脈疾患の罹患率も死亡率も数倍増加することは明らかだし，ましてやすでに心疾患にかかっている人がタバコを続けることは自殺行為だ。

　これに，肺疾患の悪化，脳卒中のリスク増加，肺がんや喉頭がんなど悪性腫瘍の発症，末梢血管への障害，妊婦や胎児への影響などを加えると，タバコがまさに「野放しの毒薬」だということは明らかだ。さらには，まわりにいるタバコを吸わない人にもその害を与えていることも理解するべきだね。

　最近は，禁煙補助のための内服剤も出て，保険治療も受けられる。コレステロールやメタボばかりではなく，禁煙の重要性も強調されるべきだろう。

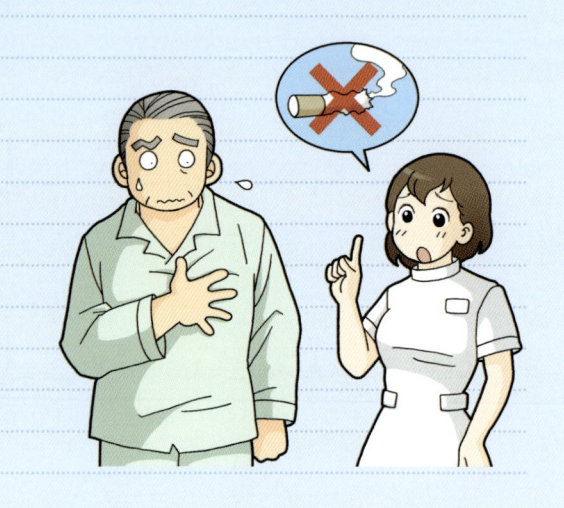

chapter 5

患者さんの心電図を読みとろう

- 心肥大と脚ブロック
- 虚血性心疾患
- 不整脈

心肥大と脚ブロック

1 心房肥大はPで見る

- さて，正常の心電図とそのしくみはわかったかな？
- はい，だいぶわかってきました。
- それでは，これから病的な心電図を見ていこう。まずは**心房の負荷・肥大**だ。心房の心筋も，心筋の量が増えればルールどおりにその電位が高くなり，波も高くなるんだ。ところがここにポイントがある。それは，左心房と右心房の関係だ。まず，洞結節は右心房にあるから，右心房が先に収縮し，左心房はそれより少し遅れて収縮する。だから，P波は**図1**のように，2つの波の合成からなっている。ここで，右心房に負荷がかかり，肥大すると **point** に示したように右心房成分が増大し，全体として**高い尖ったP**になる。

  これに対して，左心房に負荷がかかると，右心房との時間差が強調される形となり，二峰性(M型：⌒⌒)になる。さらに，左心房は右心房の後ろ側にあって，負荷で拡大する時は後ろ向きに拡大していくので，V_1 など前胸部から見ると，遠ざかる方向となる。したがって，P波は**上・下の二相性**となる。まとめると，

> 右心房負荷・肥大は，高いP，尖ったP
> 左心房負荷・肥大は，二峰性(M型)のP，あるいは二相性(上下)のP

- 正常の心房でもPは右心房と左心房の合成なので，小さなM型を示すこともある。左心房負荷による異常Pと判断するためには，Pの幅の拡大(0.10秒以上)もあることが目安になる。

> 左心房負荷・肥大は，幅広いP

もつけ加えよう。

心房肥大は P で見る

図1 P波は2つの波からできている

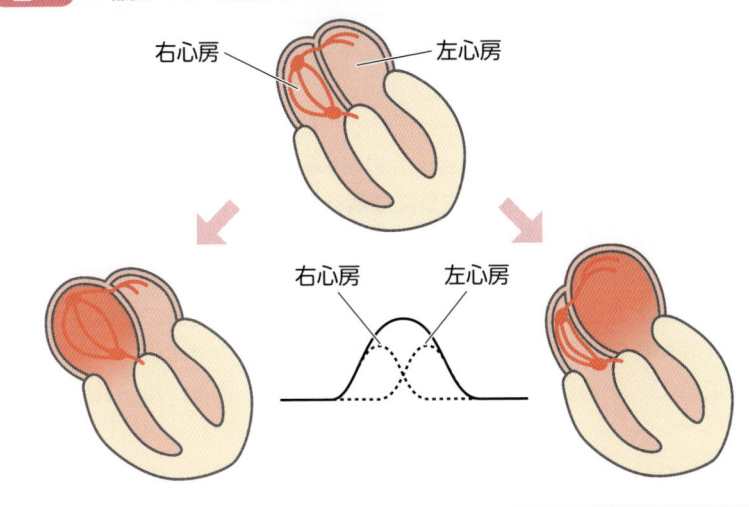

右心房　左心房

右心房負荷・肥大の point
高い尖ったP（0.25 mV 以上）
幅は正常

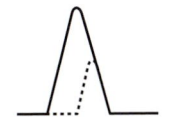

左心房負荷・肥大の point
M型（Ⅰ,Ⅱ）
二相性（V₁）
幅広い（0.10秒以上）

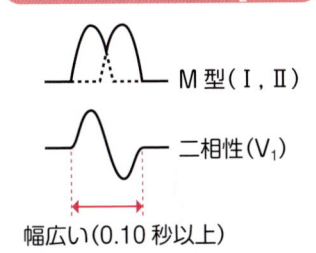

心房負荷・肥大の成因と意味

　右心房負荷は，肺梗塞や肺気腫・喘息・肺線維症などの肺疾患で見られることが多く，尖った高いPのことを**肺性P**ということもある。その他は先天性心疾患や原発性肺高血圧症など，右心系に圧負荷や容量負荷が起こる疾患で見られるね。

　これに対して，左心房負荷は主として僧帽弁狭窄や僧帽弁閉鎖不全などで左心房が拡大している時が考えられる。

　どちらの場合も心電図としてはそれほど緊急性はないけれど，疾患としては重篤になる可能性のあるものばかりだから，覚えておくといいね。

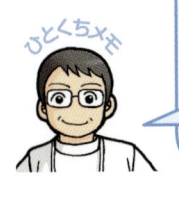

心肥大と脚ブロック

2 左室肥大はQRSが極端

では次に心室肥大にいこう。

まずは，左室肥大。もともと正常でも右心室より左心室のほうがずっと厚くて心筋量が多いのだから，その左心室がさらに肥大するということは，**正常でも見られる傾向がさらに強調**されることになる。

何度も出てきた心臓の輪切りの図では，ルール1（参照● 42ページ）で勉強したように，V_5，V_6 あたりでは近づいてくる興奮が主なので，上向きの波が大きい。V_1 あたりでは，ちょっと近づいたらあとは遠ざかっていくばかりなので，下向きが大きくなっているんだよね。

ここで，左心室が肥大して心筋の量が増えると，ルール2（参照● 44ページ）によって，V_5，V_6 ではRがさらに高くなり，V_1 ではさらにSが深くなる（**図1**）。すなわち，

> **左室肥大では，V_5，V_6 で高い R，V_1 で深い S**

と，覚えよう。どの程度なら肥大といって良いかの診断基準としては，V_5のR波とV_1のS波を足して40 mm以上を左室肥大とするのが一般的だ。

しかし，まずは簡単に

> **V_5 か V_6 で R が 26 mm 以上あれば左室肥大**

と覚えておくといいよ。

point の心電図ではT波も変です。

そうだね。特に圧負荷がかかって，左室壁が肥厚しているような心臓では図のような形でST～Tが下がることが多く，これを**ストレイン・パターン**と呼んでいる。**肥大型心筋症**という病気では，これがさらに極端になって大きな陰性T波になるんだけれど，左室壁が高度に肥厚する病気だから納得できるはずだ。

Chapter 5 ● 患者さんの心電図を読みとろう

左室肥大はQRSが極端

図1

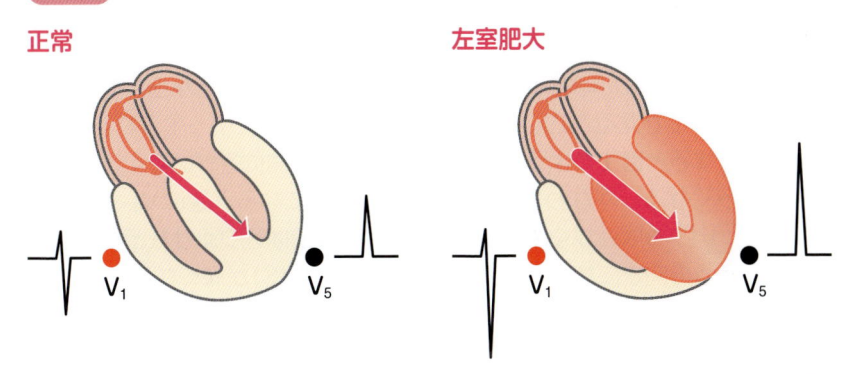

正常　　　　　　　　左室肥大

V₁　V₅　　　　　　V₁　V₅

ルール2
収縮する心筋の量が多いほど，波は高く（深く）なる

左室肥大の心電図の point

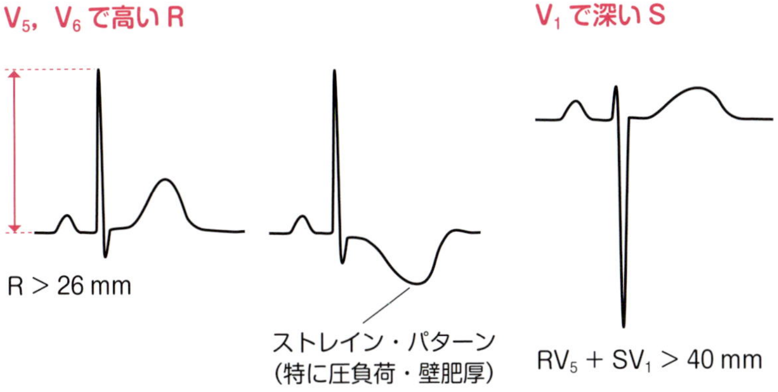

V₅, V₆で高いR　　　　　V₁で深いS

R > 26 mm

ストレイン・パターン
（特に圧負荷・壁肥厚）

RV₅ + SV₁ > 40 mm

左室肥大の原因

圧負荷 ➡ 壁肥厚
・高血圧
・大動脈弁狭窄
・肥大型心筋症
　（➡ ストレイン・パターン）

容量負荷 ➡ 拡張
・僧帽弁閉鎖不全
・大動脈弁閉鎖不全
・心室中隔欠損
・動脈管開存症　など

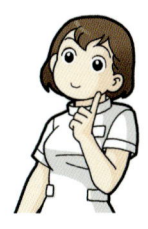

心肥大と脚ブロック

3 右室肥大は右寄りの QRS

次は右室肥大だ。右心室が肥大して心筋量が増すのだから，電気の方向もトータルで見ると右心室側，すなわち前・右側に引っ張られる形となる。そうすると図1のように，V_1 で見ると，自分側に近づいてくる成分がずっと多くなる。すなわち，高い上向き波（R）になる。逆に V_5，V_6 あたりでは，いつもは近づくばかりだったのが，最初は近づくけれど後半は遠ざかるほうの向きになってしまう。だから下向き（S）が深くなる。

> **右室肥大では V_1 で高い R，V_5，V_6 で深い S**

左室肥大と逆ですね。やはり 26 mm 以上で診断するのですか？

診断基準はいろいろあるけれど，まず，

> **V_1 で R が S より大きい**

すなわち，下向きより上向きのほうが大きければ右室肥大を考えよう。

左心室と右心室が両方肥大することもあるのでしょう？

両室肥大の時には，左室肥大の基準と右室肥大の基準を合わせたものになる。

> **両室肥大：V_5，V_6 では 26 mm 以上の高い R**
> **かつ，V_1 では R が S より大きい**

ここで，注意しておきたいことがある。まず，この肥大の診断は，心室の収縮がスムーズな時に限って通用するんだ。すなわち，興奮の伝導がブロックされたり，別の通路を通ったりしている時（脚ブロックや WPW 症候群など）は，**心室肥大の診断基準をそのまま適用することはできない**からね。

Chapter 5 ● 患者さんの心電図を読みとろう

右室肥大は右寄りのQRS

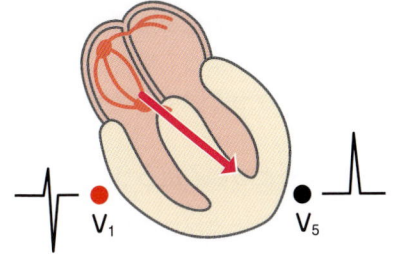

図1

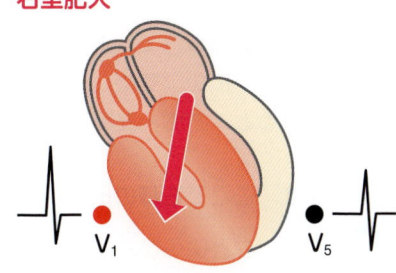

正常　　　　　　　　　右室肥大

右室肥大の心電図のpoint

V_1 で R > S　上向き大

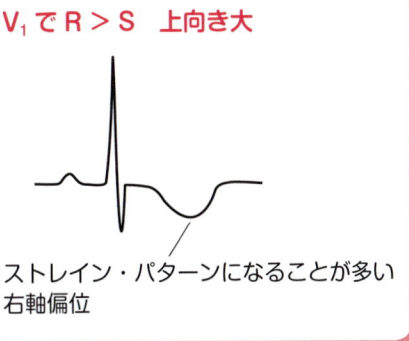

ストレイン・パターンになることが多い
右軸偏位

右室肥大の原因
- 肺高血圧症
- 肺塞栓症
- 僧帽弁狭窄症
- 三尖弁閉鎖不全症
- 先天性心疾患　など

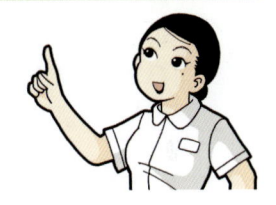

両室肥大は両方の要素

両室肥大の心電図のpoint

V_5, V_6 で高い R　　かつ　　V_1 で R > S

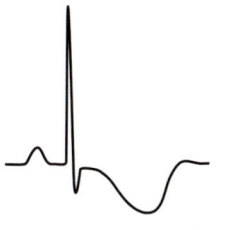

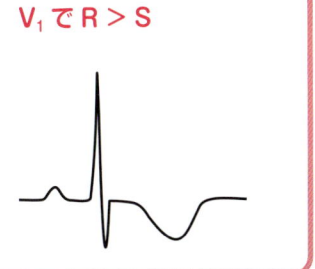

心肥大と脚ブロック

4 脚ブロックはギザギザ QRS

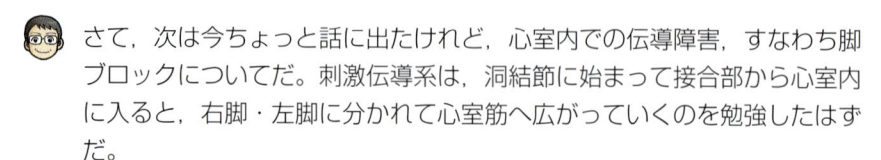

さて，次は今ちょっと話に出たけれど，心室内での伝導障害，すなわち脚ブロックについてだ。刺激伝導系は，洞結節に始まって接合部から心室内に入ると，右脚・左脚に分かれて心室筋へ広がっていくのを勉強したはずだ。
まず，ここで**右脚の伝導がブロック**されたらどうなるだろう。

ブロックということは，正常のスムーズな興奮伝達がなされないわけだから，**時間がかかる**。すなわち **QRS の幅が広く**なります。ルール 3（ 参照➡ 44 ページ）ですね。

そのとおり。**QRS 幅が 0.10 秒以上**に延長する。
右脚ブロックの時には，心室中隔の右側にはブロックのために興奮が伝わらず，代わりに先に進んだ左脚のほうから興奮が回ってくる。収縮には時差ができるから，
- ❶ 中隔：左脚から右側へ：右方向
- ❷ 左室：左脚が先に進んで：左方向
- ❸ 右室：左脚から回ってきて：右方向

結局 V_1，V_2 では，「右左右」で上向きのギザギザ波形となる。

> **右脚ブロックでは，V_1，V_2 で幅広い上向きギザギザ QRS**

それじゃあ，左脚ブロックでは V_5，V_6 でギザギザ波形ですね。

発想が単純でいいねえ。でも，考え方はそのとおりで，図にあるように，**V_5，V_6 で上向きのギザギザ**になる。ただし，左脚ブロックの場合は左室が大きいから，ギザギザというより「ひっかかり」くらいにしかならない，右向きの成分が飲み込まれてしまうような形になって，ギザギザがはっきりしない，ただ幅広い QRS という場合もある。

> **左脚ブロックでは，V_5，V_6 で幅広いひっかかりの QRS**
> **（V_1 は下向き）**

Chapter 5 ● 患者さんの心電図を読みとろう

脚ブロックはギザギザとひっかかりのQRS

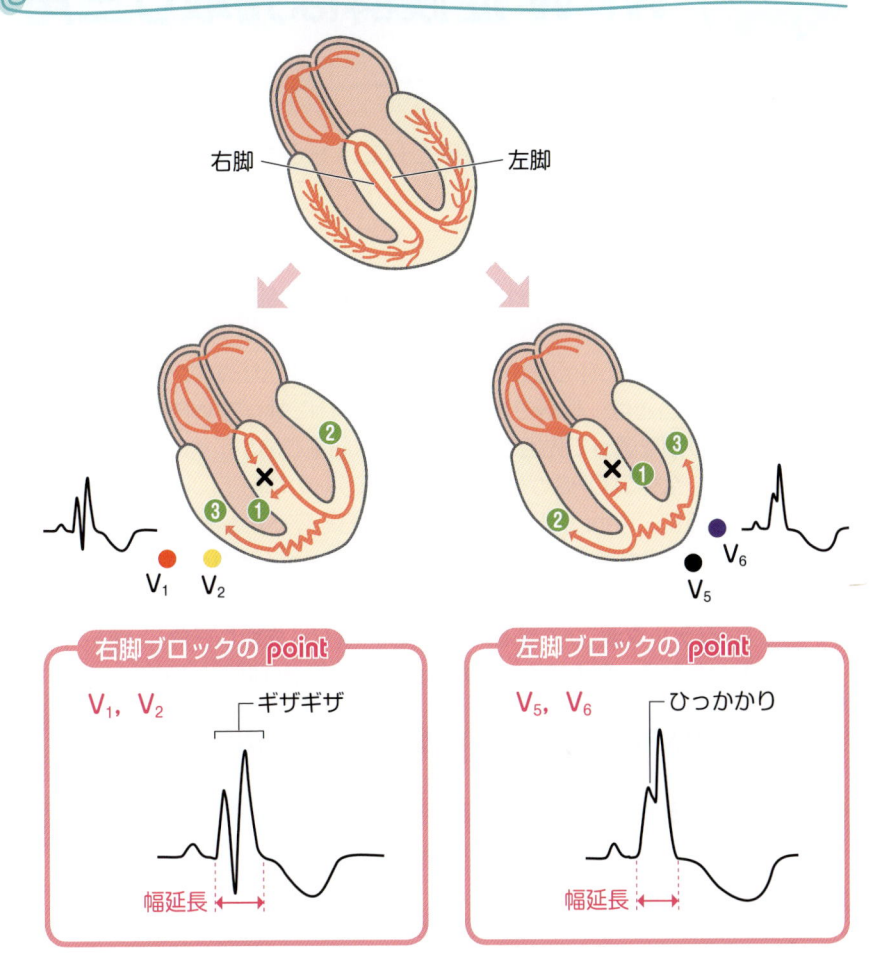

右脚　　左脚

右脚ブロックの point

V_1, V_2 ─ ギザギザ

幅延長

左脚ブロックの point

V_5, V_6 ─ ひっかかり

幅延長

ヘミブロック

　左脚はさらに前枝・後枝に分かれているため，これの一方だけブロックされることをヘミブロックと呼ぶ．心電図では普通の脚ブロックとは違ってQRSの幅は広くならず，左心室収縮の電気方向が変わるので，左脚前枝ヘミブロックでは著しい左軸偏位，左脚後枝ヘミブロックでは右軸偏位となる．さらに，これらのヘミブロックと右脚ブロックが合併することもあり，診断は難しい．

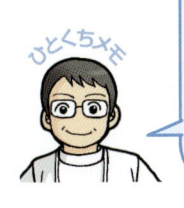

心肥大と脚ブロック

5 WPW症候群は先取り三角

- さて，QRS幅の広くなる疾患として，もう1つ覚えておきたいのはWPW症候群だ。
- やだ。苦手な略語だ。
- これは，Wolff-Parkinson-Whiteといって人の名前だ。WPWでいいんだよ。

QRSの幅が広くなる理由として，ブロックや回り道のために収縮に時間がかかることは，理解できたと思う。これに対してWPW症候群の場合は，**抜け道を通って先回り**した部分的な心室収縮が正常の収縮の前に重なるので，全体のQRSが幅広くなるというものなんだ。

図のように，Kent束と呼ばれる心房から心室への脇道（**副伝導路**と呼ぶ）が通じているため，心房収縮のすぐあとにショートカットして心室収縮が部分的に起こる。これで，正常のQRSの前に三角形がくっついているような波（**デルタ波**）ができるんだ。僕はこれを「**先取り三角**」と呼んでいる。先取りだから，**P**のすぐあとから始まるので**PQ時間も短縮**しているね。

> **WPWは先取り三角で，幅広いQRS・PQ短縮**

- WPW症候群は，その副伝導路の微妙な違いによって，心電図上デルタ波がはっきりする部位が異なり，A，B，Cのタイプに分けられるけれど，そこまでは必要ないでしょう。

また，WPW症候群のKent束以外にももっと**いろいろな副伝導路**があり，それぞれに名前がついている。ここでは詳しく触れないけれど，いずれも副伝導路を通って正規の心室収縮より早いタイミングで異常収縮が起こるので，まとめて**早期興奮症候群**と呼ぶこともある。

Chapter 5 ● 患者さんの心電図を読みとろう

WPW症候群は先取り三角

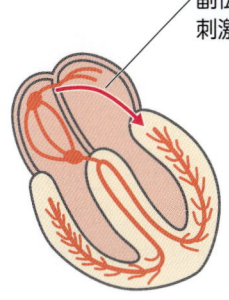

副伝導路を通って
刺激が心室に先回り

正常

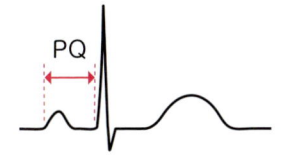

PQ

Δ波（デルタ波）

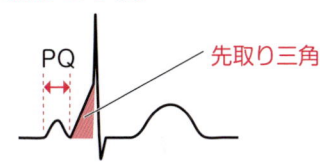

PQ　　先取り三角

デルタ波は
先取り三角ね

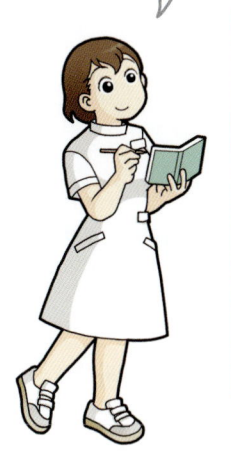

WPW症候群の心電図の point

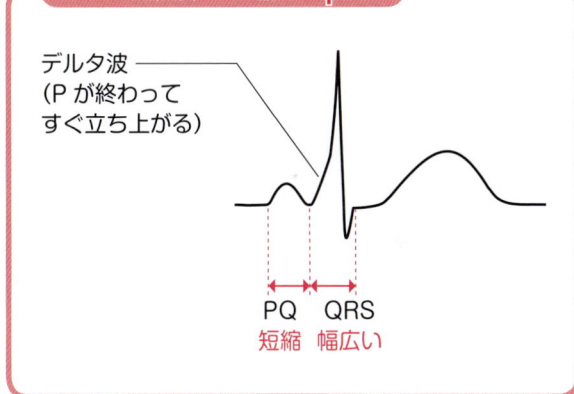

デルタ波
（Pが終わって
すぐ立ち上がる）

PQ　　QRS
短縮　　幅広い

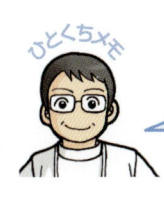

WPW症候群と頻脈発作
　WPW症候群では，しばしばこの副伝導路を介して刺激がグルグル回り（リエントリー）になるために，発作性上室性頻拍（PSVT）などの頻脈発作を起こす．WPWの患者さんでは，動悸発作の既往がないか注意することが大切だ（参照● 114ページ）．

79

虚血性心疾患

1 心臓と冠動脈

冠動脈とは何だ？

心筋，特に心室筋は毎日休まず血液を送り出すポンプだ。だから当然，栄養や酸素も十分供給されなくてはならないね。この心臓に血液を送る動脈が冠（状）動脈だ。解剖図を見ると，大きく分けて，3本の枝があるね。

```
左（ひだり）冠動脈 ┬ 前下行枝 ── 心臓の前側
                  └ 回旋枝   ── 心臓の後ろ側
右（みぎ）冠動脈 ──────────── 心臓の右から下面
```

さらに，もっと細い枝にも名前や番号がついているのだけれど，3本の枝が基本だから，まずこれだけ覚えよう。

これらの冠動脈が障害されて起こる**狭心症**や**心筋梗塞**を，まとめて**虚血性心疾患**と呼んでいる。

狭心症とはどんな病気？

さて，この冠動脈が狭くなったらどうなるだろう？ 冠動脈が狭いと，その部分の下流心筋への血液の供給が不足する。その時，血液不足の心筋は，独特の胸痛などの症状を引き起こす。これが狭心症だ。

狭心症：冠動脈からの血液供給が足りない時の心筋の叫び

冠動脈に狭いところがある場合，安静時は大丈夫だけれど，運動や労働の時には心臓が激しく動き，より多くの血液を欲しがって，結果として相対的な血液不足になって胸の苦しさが出るケースもある。これを特に**労作性狭心症**と呼ぶんだ。

この時，運動を止めたり，休んだり，ニトログリセリンを使うと症状はなくなって，元に戻るのも狭心症の特徴だ。

狭心症は戻る：心筋にダメージを残さない

冠動脈

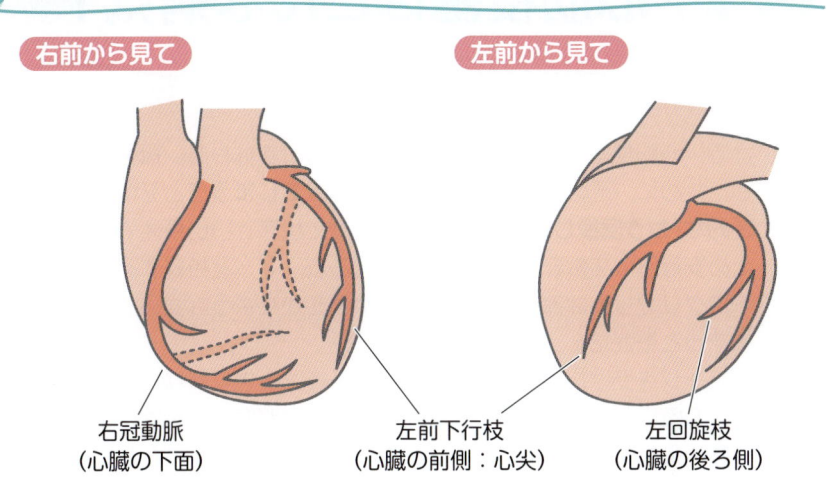

右前から見て　　**左前から見て**

右冠動脈
（心臓の下面）

左前下行枝
（心臓の前側：心尖）

左回旋枝
（心臓の後ろ側）

労作性狭心症

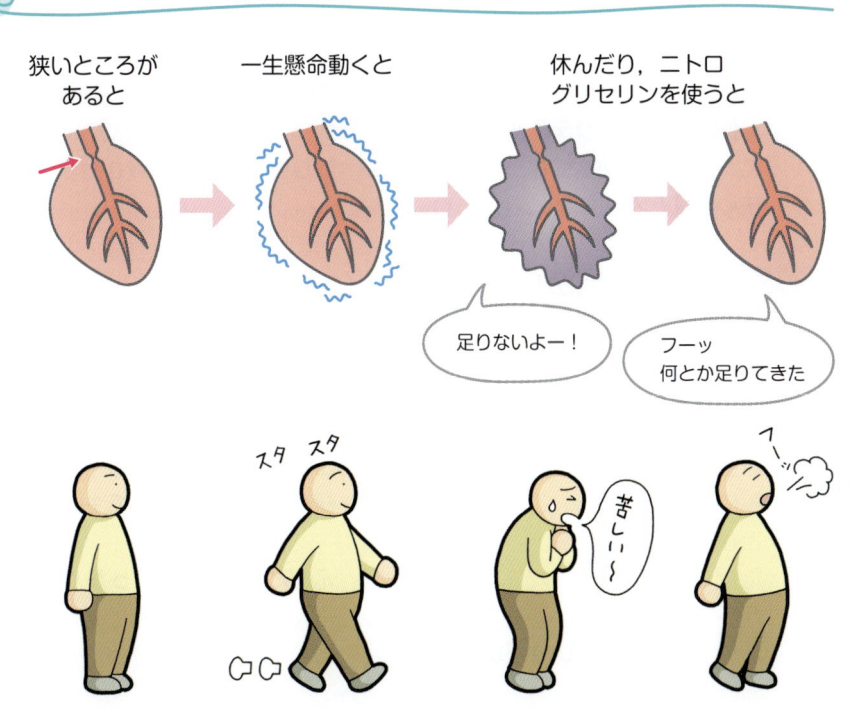

狭いところが
あると

一生懸命動くと

休んだり，ニトロ
グリセリンを使うと

足りないよー！

フーッ
何とか足りてきた

スタ スタ

苦しい〜

虚血性心疾患

2 心筋梗塞はどんな病気？

さて，心筋梗塞は狭心症と根本的に異なる。すなわち，**冠動脈が突然閉塞**したために，その下流の**心筋がダメになってしまう**ことをいうんだ。**不可逆的な（もう回復しない）ダメージ**を受けた状態といい換えてもいい。このため安静時に突然非常に強い胸痛が起こり，ずっと持続する。一般的にニトログリセリンは無効で，脂汗・冷や汗をかくような強い痛みは狭心症よりずっと重症だ。

ダメージを受けた範囲によって症状や予後は大きく異なり，範囲が小さければ心臓にも影響は少ない。しかし広範囲の閉塞であればショック状態や突然死になることがあり，あとに重症の心不全を残すこともある。

> ✚ **心筋梗塞**
> 冠動脈の閉塞によって心筋が不可逆的ダメージを受けた状態

冠動脈が狭いのが狭心症で，詰まったのが心筋梗塞ではないの？

違うよ。冠動脈がゆっくり詰まって**まわりから別ルートで血液供給**（これを**側副血行：コラテラル**という）があると，心筋はダメージをまぬがれる。これでは**心筋梗塞にならない**よ。でも，回り道だけでは血液が足りなくて**狭心症**を起こすかもしれないね。

心筋梗塞の治療法の進歩

昔は心筋梗塞というと，とにかくそっとしておいてうまく安定するのを待つだけだった。しかし，最近は**カテーテル治療**の進歩もあって，発症からごく早期，特に6時間以内の急性期の心筋梗塞に対しては，すぐに冠動脈造影を行い，閉塞部位を風船などで開通させる治療（**再灌流治療**）がさかんに行われている。これで**心筋のダメージを少なくし，合併症も減らす**ことができるんだ。

ただし，時間が経つと（12時間以上），**心筋ダメージがすっかりでき上がってしまう**から，それから再開通しても大きな効果は期待できない。つまり，**早ければ早いほどいい**わけだ。

Chapter 5 ● 患者さんの心電図を読みとろう

心筋梗塞はダメージが残る

急に詰まると

不可逆的な
ダメージを受ける

↓
心筋梗塞

ゆっくり詰まった時

側副血行
脇道から少ないが血液供給される

↓
ダメージ回避

心筋梗塞急性期の再灌流治療

バルーンカテーテルによる直接PTCA法

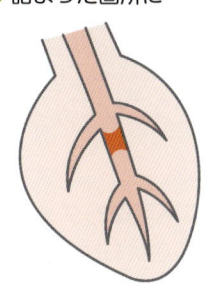

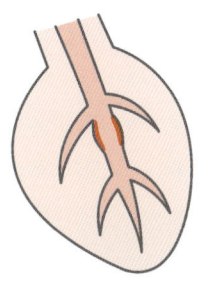

❶ 詰まった箇所に

❷ ワイヤーを通し

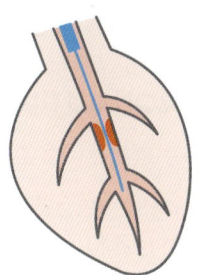

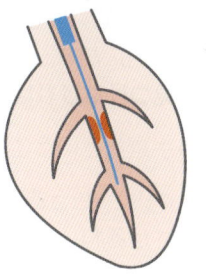

❸ 風船を入れて広げる

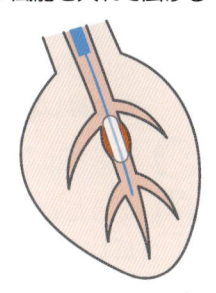

❹ 風船を取り出す

早期発見することが大切だよ

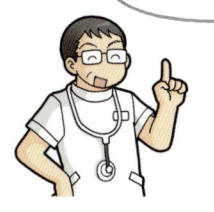

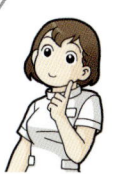

83

> 虚血性心疾患

3 心筋梗塞の心電図を見てみよう①

心筋梗塞は ST 上昇

先に心筋梗塞の心電図を見てみよう。まずは丸覚えから．

> **心筋梗塞は ST 上昇**

「心筋梗塞は Q 波出現」と勉強した人もいるかもしれないけれど，これからのナースは，「**心筋梗塞は ST 上昇**」と覚えてほしい。この理由は，心筋梗塞の**心電図の時間的変化と治療法の進歩**に関係しているんだ。

心筋梗塞のポイント 1：時間経過による変化

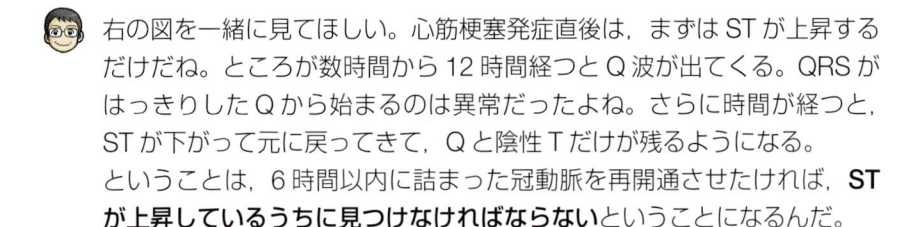

右の図を一緒に見てほしい。心筋梗塞発症直後は，まずは ST が上昇するだけだね。ところが数時間から 12 時間経つと Q 波が出てくる。QRS がはっきりした Q から始まるのは異常だったよね。さらに時間が経つと，ST が下がって元に戻ってきて，Q と陰性 T だけが残るようになる。
ということは，6 時間以内に詰まった冠動脈を再開通させたければ，**ST が上昇しているうちに見つけなければならない**ということになるんだ。

Q 波が出ていればもう手遅れということですか？

そうだね，Q が出ていれば，もうある程度心筋に**不可逆的ダメージが完成している**ことを推測させるね。一般に胸痛などの症状もピークを過ぎていることが多いし，再灌流のタイミングとしては遅すぎるともいえる。実際には Q があっても再灌流治療を行うケースもあるんだけれど，やはり，「**ST 上昇が急性心筋梗塞**」という考えを常に持っていないと，手遅れになってしまうだろうね。

> **Q 波はでき上がった心筋梗塞**

Chapter 5 ● 患者さんの心電図を読みとろう

心筋梗塞は ST 上昇と覚える

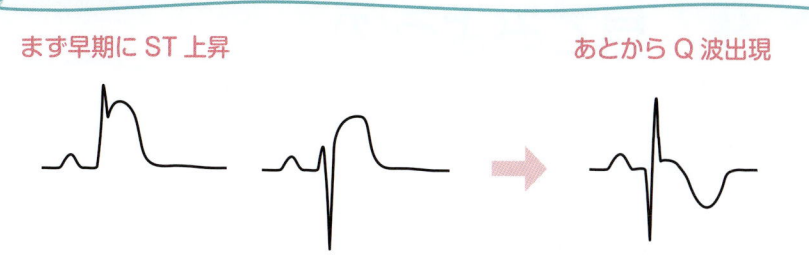

まず早期に ST 上昇 → あとから Q 波出現

心筋梗塞のポイント 1：時間経過による変化

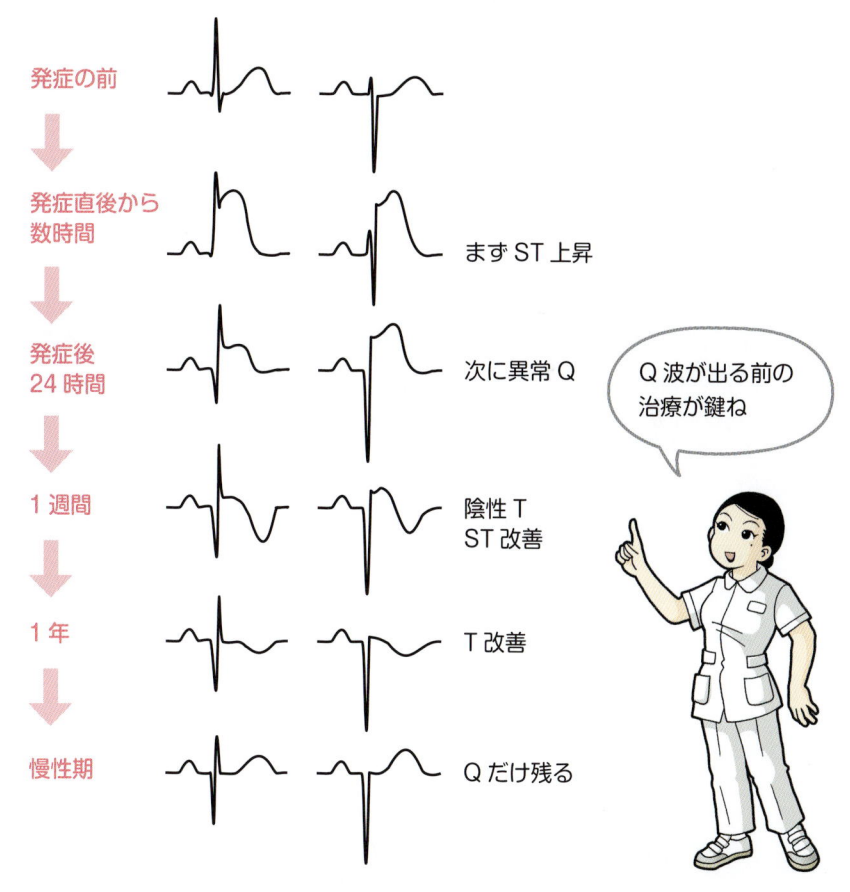

発症の前
↓
発症直後から数時間 … まず ST 上昇
↓
発症後 24 時間 … 次に異常 Q
↓
1 週間 … 陰性 T／ST 改善
↓
1 年 … T 改善
↓
慢性期 … Q だけ残る

Q 波が出る前の治療が鍵ね

注）左右の心電図は 2 つの典型的な場所のものを示したもの（左：R が大きい，右：S が深い）。

85

> 虚血性心疾患

4 心筋梗塞の心電図を見てみよう②

心筋梗塞のポイント2：部位診断

心筋梗塞の心電図診断でポイントとなるのは，時間経過ともう1つは，心室のどこが梗塞になっているかという**部位診断**だ。

前壁梗塞は前下行枝閉塞

まず左前下行枝が閉塞した場合を見てみよう。前下行枝は解剖で見たように心臓の前側を走っているから，前壁を灌流している。
ただ，前下行枝は心室中隔から左心室前面〜側壁まで広く大きな部分を灌流しているので，前下行枝のどこで閉塞が起こったかによってダメージを受ける部分も異なる。したがってその部分によって，

> 前壁中隔梗塞，前壁梗塞，前壁側壁梗塞

などと呼び分けることもある。しかし，一般的には，これらをまとめて広い意味で「前壁梗塞」と呼ぶから，

> 前下行枝閉塞は前壁梗塞

とまずは覚えて良いだろう。
心電図では，その部分に相当する誘導で，ST上昇 ➡ Q波出現となる。断面図を見ると心臓のまわりを取り囲むようにV_1〜V_6の前胸部誘導があるのだから，梗塞部位による心電図変化の位置が想像できると思う。中隔側がやられるとV_1，V_2あたりが変化するだろうし，側壁側だとV_5，V_6あたりまで変化が及ぶね。でもまずはV_2，V_3，V_4あたりを中心としたST上昇があれば前壁梗塞として覚えてしまおう。

> 前下行枝の閉塞 ➡ 前壁梗塞 ➡ V_2，V_3，V_4を中心としたST上昇
> でき上がった前壁梗塞 ➡ V_2，V_3，V_4を中心としたQ

Chapter 5 ● 患者さんの心電図を読みとろう

心筋梗塞のポイント2：部位診断

前壁梗塞

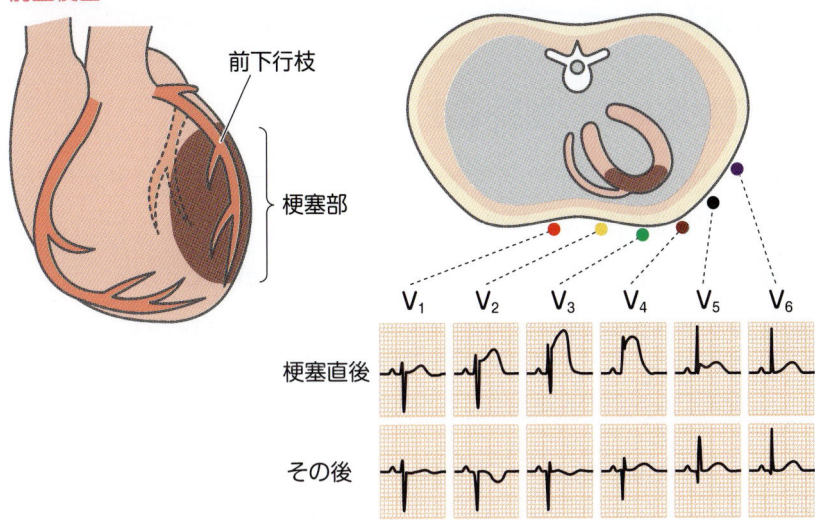

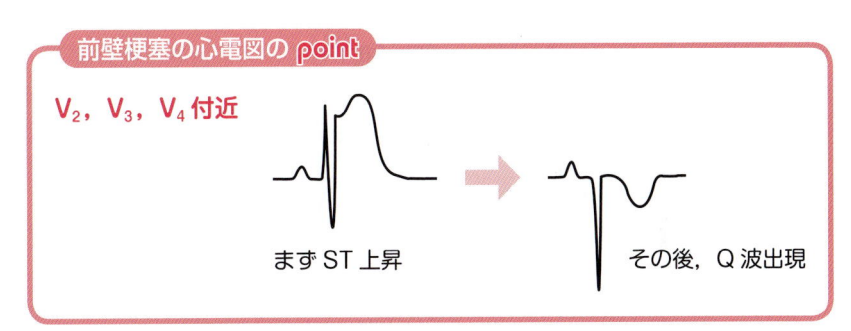

前下行枝
梗塞部

V₁　V₂　V₃　V₄　V₅　V₆

梗塞直後

その後

前壁梗塞の心電図の point

V₂, V₃, V₄ 付近

まず ST 上昇　→　その後, Q 波出現

前壁梗塞の部位（胸部水平断面）

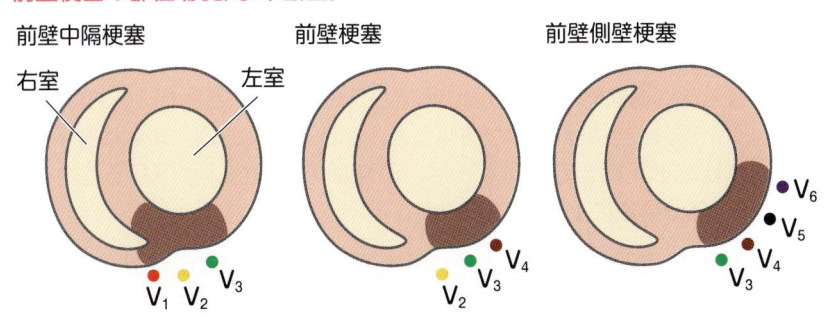

前壁中隔梗塞　　　　前壁梗塞　　　　前壁側壁梗塞

右室　　左室

V₁ V₂ V₃　　　V₂ V₃ V₄　　　V₃ V₄ V₅ V₆

87

虚血性心疾患

5 心筋梗塞の心電図を見てみよう③

下壁梗塞は右冠動脈閉塞

- 右冠動脈が閉塞すると，心臓の下側（下壁）が梗塞になる。さあ，この時の心電図はどこに変化が出るだろう？

- ひょっとして，解剖で丸覚えした，「Ⅱ，Ⅲ，aVf」ですか？

- よく覚えていたね。そのとおり。心臓を前から見た図では，心臓の下側がやられている。心電図誘導の示す方向を思い出せば良い。
  発症ごく早期の心電図はST上昇だから，

> 右冠動脈閉塞 → 下壁梗塞 → Ⅱ，Ⅲ，aVfでST上昇

- この時，下壁の反対側，すなわち上側や前側では逆の心電図となるから，aVr，aVl，V_1〜V_4などでは，**STが低下**していることもある。
  しかし，注目すべきは**STの上昇**なので間違えないように。心電図の時間経過による変化は一緒で，次第にQが主体となる。

> でき上がった下壁梗塞 → Ⅱ，Ⅲ，aVfでQ

ST上昇のしくみは？

- ST上昇が大事なのはわかりましたが，そもそもSTはどうして上がるんですか？

- 心筋梗塞では心室壁の全層が傷害されることが多い。この時，傷害部から健常部へ**傷害電流**という弱い電気が持続的に流れるんだ。これは，傷害された部分に当たる電極から見ると，逃げていく方向，すなわち下向きだ。持続的な下向きということは，心電図の基線自体が下がることになり，**ST部分は逆に上昇**になるんだ。

- 本当は，ST上昇じゃなくて，基線の低下なんですね。

Chapter 5 ● 患者さんの心電図を読みとろう

下壁梗塞

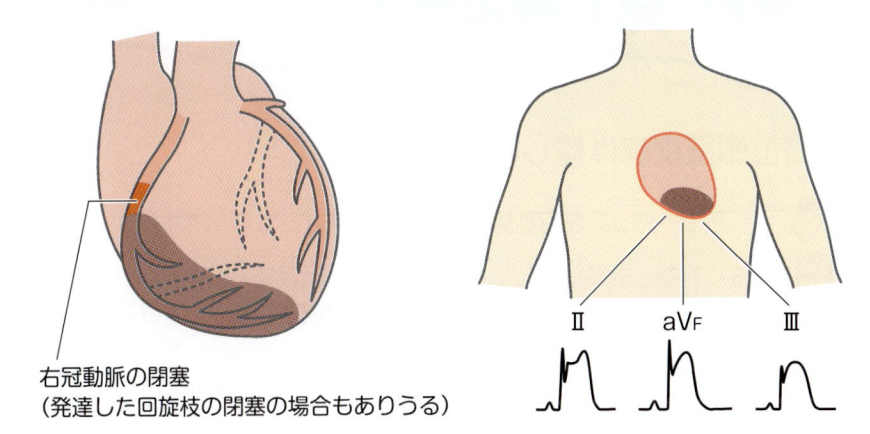

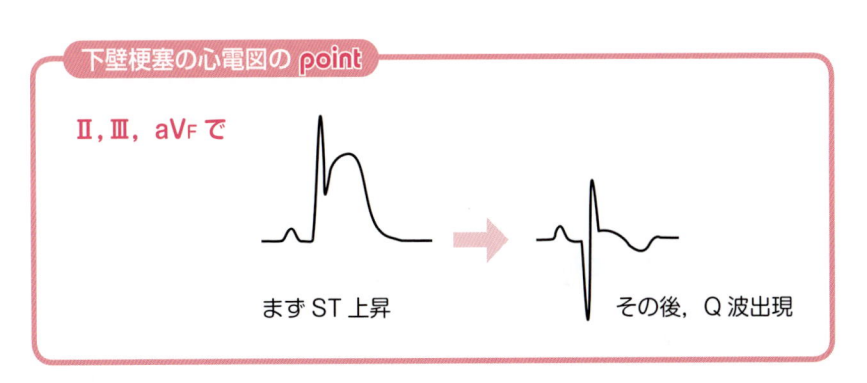

右冠動脈の閉塞
(発達した回旋枝の閉塞の場合もありうる)

Ⅱ　aV_F　Ⅲ

下壁梗塞の心電図の point

Ⅱ, Ⅲ, aV_F で

まず ST 上昇　→　その後, Q 波出現

心筋梗塞：ST 上昇のしくみ

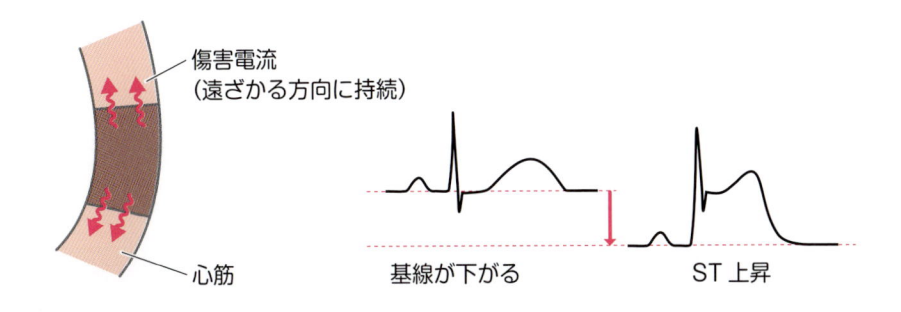

傷害電流
(遠ざかる方向に持続)

心筋

基線が下がる　　ST 上昇

虚血性心疾患

6 心筋梗塞の心電図を見てみよう④

高位側壁梗塞は難しい

👩 ところで、残った**左冠動脈回旋枝の閉塞**はどうなるんですか？

👨 実はこれが一番難しいんだ。一般的には、回旋枝の閉塞では心臓の後ろ側に近い左側壁がやられる。これを**高位側壁梗塞**と呼ぶのだけれど、ここが心電図の泣き所なんだ。いつもの断面図を見てごらん。ちょうど胸部誘導の及ばないところに梗塞部分があるね。だから12誘導では、はっきりした**STの上昇**や、**Q波は見つけられない**んだ。

👩 それじゃあ、診断に困りますね。

👨 そのとおりだ。V_1、V_2 あたりの ST 低下を注意深く見るとわかるといわれているが、実際ドクターでも心電図だけで診断することは無理なことが多いんだよ。結局、**症状や血液検査や心臓エコー**などを**総合的に判断**して、緊急カテーテルを施行するかどうか決めるんだ。

> 回旋枝 ➡ 高位側壁梗塞 ➡ 心電図での診断は難しい

👨 心電図では診断の難しい心筋梗塞があることも、知っておいたほうがいい。また、回旋枝の場合は、閉塞の大きさや範囲がいろいろな場合があるので、下側まで伸びている枝が詰まると、Ⅱ、Ⅲ、aVf で典型的な下壁梗塞の像を示すこともあるから要注意だ。
さらに左冠動脈の根元が閉塞して前下行枝と回旋枝の両方がやられた時（左冠動脈主幹部閉塞）は、たいていショック状態で心電図もいろいろだからわかりにくい。

👩 やっぱり難しいんですね。

👨 最低限、胸痛が持続する患者さんの ST 上昇だけは見逃さないことが必要だね。

> 急性心筋梗塞は ST 上昇

高位側壁梗塞

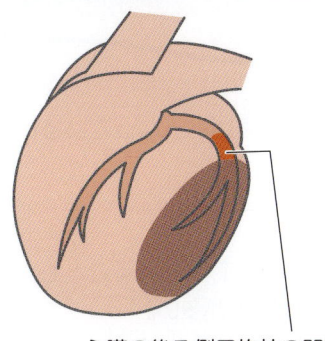

心臓の後ろ側回旋枝の閉塞

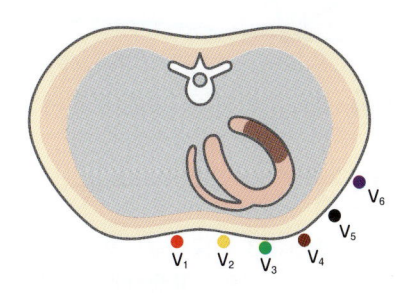

高位側壁梗塞の心電図診断は難しい

もう一度確認

急性心筋梗塞の心電図の point

まず ST 上昇 → その後，Q 波出現

ST 上昇のあと，Q 波出現！

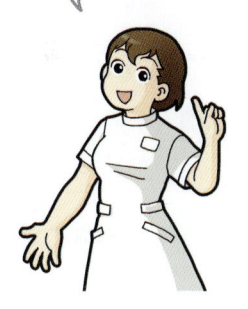

心筋梗塞は不整脈にも注意

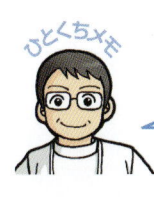

急性心筋梗塞の際には，いろいろな不整脈が出る。心室性期外収縮から始まって心室細動になることもある。不整脈の患者を見たら心筋梗塞も考えなくてはいけないし，心筋梗塞の患者では常に不整脈の発生に目を光らせなければならない。

虚血性心疾患

7 狭心症は ST 低下？

- さて，それでは狭心症を持つ患者さんの心電図はどうなっているだろうか？ 答えは「変化なし」だ。

- えーっ。正常と同じですか？

- そうだよ，狭心症の患者さんでは陰性 T（下向き T）を認めることもあるけれど，一般に**非発作時には正常心電図**を示すことが多い。
  狭心症と心筋梗塞の一番の違いは「元に戻ること」だったよね。だから，安静時，非発作時の心電図だけを見て狭心症を心電図診断することはきわめて困難だ。
  しかし，発作時には独特の心電図を示す。

  > 狭心症：発作時には ST 低下

- 心筋梗塞と逆ですね。どうしてですか？

- これも難しいんだけれど，狭心症の時には心室壁の全層ではなく，弱い**内膜側だけが傷害**を受けていると考えられるんだ。そうすると，心筋梗塞と同じように傷害部から逃げていく方向の傷害電流は，外側方向に向いていることになる。すなわち，傷害部に近い誘導では持続的な弱い電流が近づいてくることになる。

- わかった。そうすると持続的な上向きだから，基線が上がって，ST が下がったようになるんだ。やっぱり心筋梗塞の逆だわ。

不安定狭心症

- 注意しなくてはならないのは，あまり身体を動かさなくても，頻回に胸痛発作を繰り返すような場合だ。これを**不安定狭心症**と呼ぶ。心電図では同様に発作時には ST が下がることが多いけれど，その変動は不安定で一定していない。血栓が関与していることが多いので**心筋梗塞へ移行する**こともある。特に慎重に扱う必要があるね。

狭心症の心電図

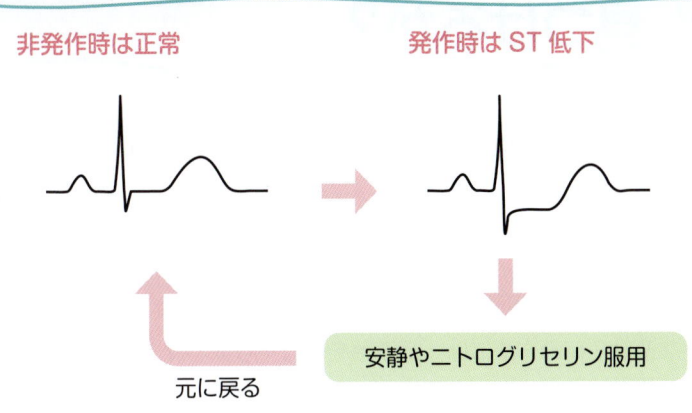

非発作時は正常　　　　発作時は ST 低下

→ 安静やニトログリセリン服用

元に戻る

狭心症の心電図：ST 低下のしくみ

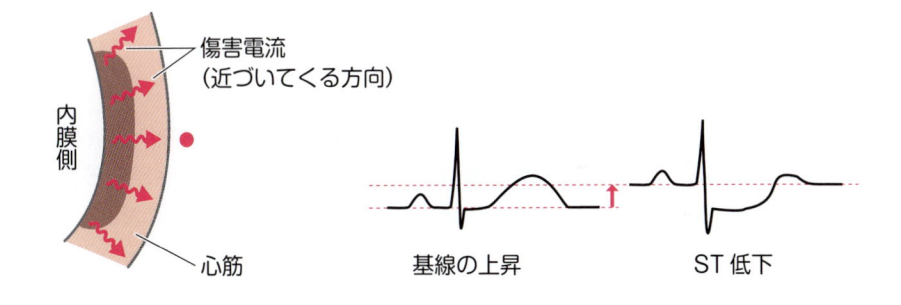

傷害電流
（近づいてくる方向）

内膜側

心筋

基線の上昇　　　ST 低下

ACS（急性冠症候群）

　冠動脈の内側にできたコブ状のでっぱりが崩れること（プラークの破綻）と血栓の形成によって，急に胸痛を起こすような状態をまとめて ACS といっている。
　この中には，ST 上昇型の心筋梗塞とともに ST 非上昇型の心筋梗塞や不安定狭心症も含まれる。いずれも迅速な対応が必要であるために，最近使われることが多くなった表現だ。

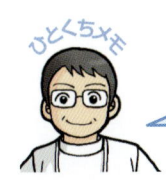

虚血性心疾患

8 狭心症をどうやって見つけるか？

- でも，うまく発作の時に心電図がとれるとは限りませんよね。

- そうだね，そのためにはいろいろな作戦があるけれど，心電図としては，**負荷心電図**が1つの方法だ。運動負荷をかけて，心臓が一所懸命動くようにしてやると，血流の不足がはっきりしてくるね。特に**労作性狭心症**の時には有効だ。
  代表的な運動負荷の方法には，踏み台を上り下りする**マスター試験**があるけれど，最近はスポーツジムのウォーキングマシーンのような**トレッドミル**か，サイクルマシーンのような**自転車エルゴメーター**を使うことが多い。どちらの場合も，12誘導と血圧を測定しながら徐々に運動負荷を強くしていき，症状の出現と心電図変化をチェックしていくんだ。この時も，STの低下に注目しよう。特に水平型(H型)，あるいは下行型(S型)のSTが認められた時は，心筋の血流低下が強く疑われるよ。

> 狭心症の診断：運動負荷でST低下

- この他に，24時間心電図を記録する**ホルター心電図**（参照 152ページ）が有効なこともある。**冠動脈攣縮性狭心症**と呼ばれる冠動脈がちぢこまって狭くなるタイプでは，朝方の発作が多いので，診断に役立つね。

部位診断は？

- 狭心症でも心筋梗塞と同じように，STが変化する部位で冠動脈の狭窄部位が推測できるんですか？

- 理論的にはそのとおりなんだけれど，実際には難しいんだ。側副血行などで血流を補い合ったりするから，心電図上ははっきりせず，結局血液不足に弱いⅡ，Ⅲ，aVfとV_5，V_6あたりがみんな下がることが多いんだよ。狭心症の部位診断には心電図より**負荷シンチグラム**のほうが有効だね。

> 狭心症の心電図：部位診断は難しい

Chapter 5 ● 患者さんの心電図を読みとろう

負荷心電図

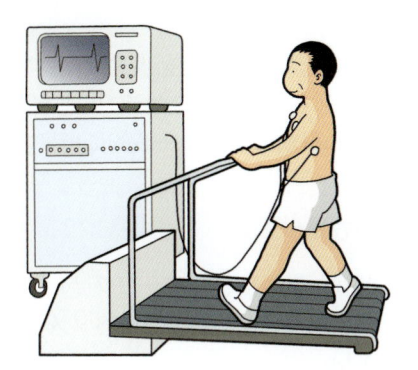

トレッドミル　　　　　　　自転車エルゴメーター

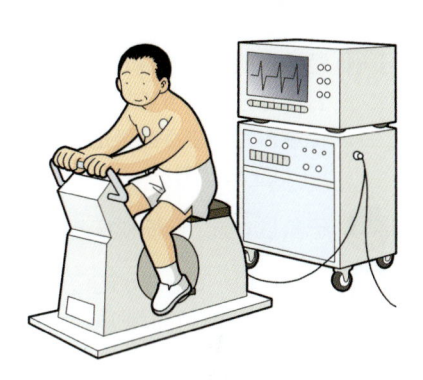

ST 低下のタイプ

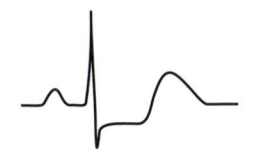

水平型（H 型）　　　下行型（S 型）　　　下行型（接合型）（J 型）

　　　負荷試験陽性　　　　（正常でも頻脈時に出やすい）

負荷試験陽性 心電図基準
① 0.5〜1 mm 以上の ST 低下（特に H 型, S 型）
② T の陰性化
③ 不整脈の多発, ブロックの出現　など

H 型と S 型は要注意ね

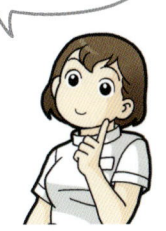

虚血性心疾患

9 異型狭心症：
STが上昇する狭心症もある

- 特殊な狭心症として異型狭心症がある．これは特に冠動脈の攣縮（スパズム：ちぢこまってしまうこと）が高度に起こって，血液が流れないくらいになってしまう病気だ．したがって，心室筋の全層が一時的に傷害され，STは上昇する．

- それじゃあ，心筋梗塞と同じじゃないですか？

- そうだね．でも決定的に違うのは，時間が経ったり，ニトログリセリンを舌下したりして冠動脈がゆるむと，**元に戻ること**だ．不可逆的ダメージが心筋梗塞で，戻るのが狭心症だったよね．

> 異型狭心症：発作時ST上昇…でも元に戻る

- でも，心筋梗塞とまぎらわしいですよね．

- ST上昇があれば，まずは心筋梗塞を疑っても問題ないよ．もちろんニトログリセリンを使ってみてもいいけれど，症状と心電図経過を慎重に判断する必要があるから，**胸痛があってSTが上昇していればドクターにコール**していいでしょう．

- そのあとで心電図が戻っても怒られませんか？

- 絶対に大丈夫．

虚血性心疾患は症状の観察が重要

- 心筋梗塞にしても狭心症にしても，患者さんの症状をしっかりつかんで，心電図と合わせて見ることが重要だ．いつから？ どんな症状か？ 胸痛の性質は？ 頻度は？ きっかけは？ 安静時？ 運動時？ 症状の持続時間は？ ニトログリセリンはすぐに効いたのか？
ナースからの情報は，ドクターにとって，とても大事なんだよ．

異型狭心症

一時的な攣縮（スパズム）が原因

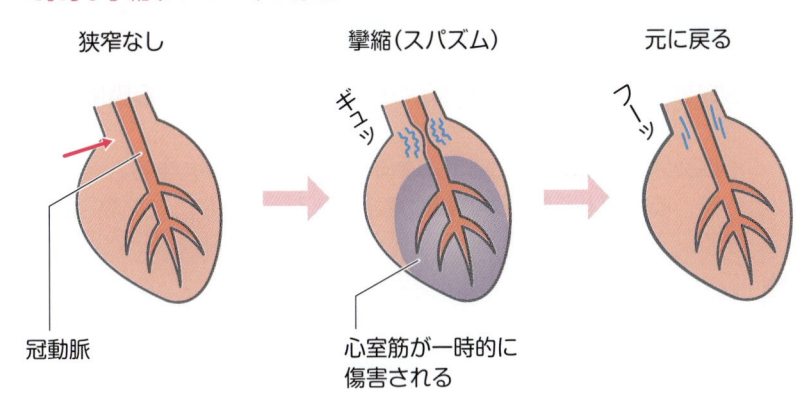

狭窄なし → 攣縮（スパズム） → 元に戻る

冠動脈

心室筋が一時的に傷害される

異型狭心症の心電図の point

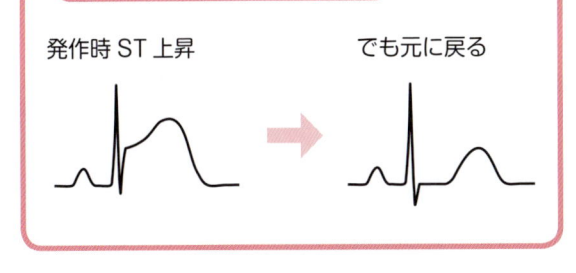

発作時 ST 上昇 → でも元に戻る

胸痛と ST 上昇があったらまず心筋梗塞を考えてもいいよ

異型狭心症診断のポイント
① 労作に関係なし
② 朝方に起こることが多い
③ 心筋梗塞との鑑別をする
④ ニトログリセリンは有効

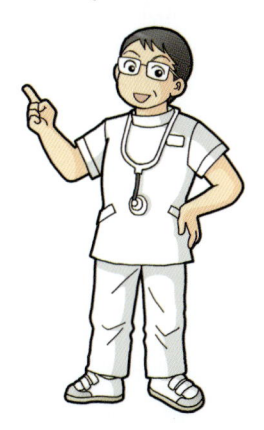

> 虚血性心疾患

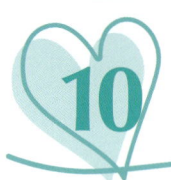

10 心膜炎でもST上昇！

🧑 虚血性心疾患ではないけれど，STの上がる状態として**心膜炎**を見てみよう。
心膜炎は心外膜に炎症が起こった状態で，心嚢液がたまることもある。この際，**心外膜と心筋の外側が傷害**されることが多い。この際，**STは上昇**する。

👧 狭心症は内膜側が傷害されてSTが下がったのだから，外膜側がやられる心膜炎では逆にSTが上がると考えていいんですね。
でも，STが上がると，また**心筋梗塞との区別**が大変だわ。

🧑 心膜炎の場合，熱発や炎症症状などの臨床所見も心筋梗塞とは違うけれど，心電図のポイントは，**aVrを除いた広範な誘導でST上昇**が見られることにある。心臓全部が心筋梗塞になることはまずないよね。また，ST上昇の程度もやや小さく下に凸のことが多いね。

> 心膜炎：広範な誘導でST上昇（下に凸）

💚 心筋炎は心電図では難しい

🧑 **心筋炎**の場合の心電図はどうなるのですか？

🧑 心筋自体が炎症性の変化を受ける心筋炎は，インフルエンザなどのウイルスや細菌，アレルギー，中毒などでも起こるから忘れてはならない疾患だけれど，特徴的な心電図所見はなく，心電図だけで診断することは困難だな。むしろ，難治性のいろいろな不整脈が現れることが多いので，そちらに注意すべきだ。

> 心筋炎：特徴的な心電図変化なし，不整脈に注意

心膜炎

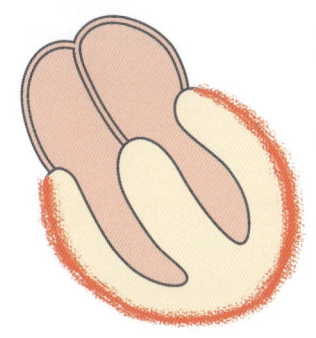

心臓の外側が傷害される
（全体的な炎症）
↓
心膜炎

外側が傷害されるのが心膜炎よ

心膜炎の心電図の point

広範な誘導で ST 上昇

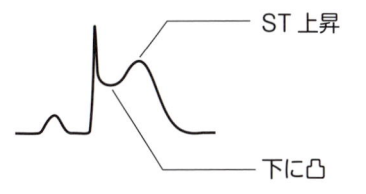

― ST 上昇
― 下に凸

aVR 以外のほとんどの誘導でこうなる

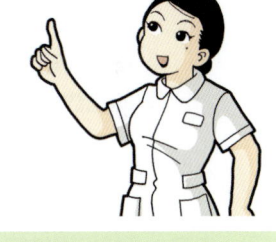

心膜炎の原因
- ウイルス性，細菌性
- 結核性
- 悪性腫瘍
- 心臓手術後　など

心筋炎

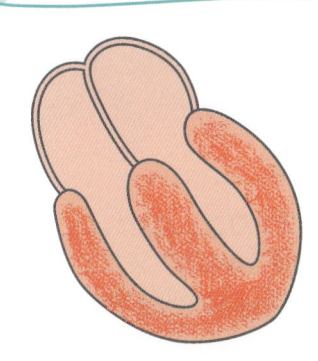

特徴的な心電図変化はなし
➡ 不整脈・伝導障害などに注意

心筋炎の原因
- 細菌感染，ウイルス感染，リケッチア感染　など
- アレルギー，リウマチ，膠原病，サルコイドーシス，中毒　など

> **不整脈**

1 正常の脈って？

不整脈

🧑‍⚕️ さて，これからいよいよ不整脈の勉強を始めるわけだけれど，最初に正常な脈がどんなものか知っておかなくてはならない。

> **＋ 正常な脈とは**
> ① P–QRS–T のパターンが同じ形でそろっていて
> ② その間隔がだいたい一定で規則的
> ③ 心拍数は 1 分間に 60〜100（速すぎず，遅すぎず）

という条件が必要だ。この時には，洞結節（サイナス）から出た規則的なリズムがスムーズに心臓全体に伝わっているということ。
このように，洞結節が心臓全体のリズムを支配している時，これを**洞調律（サイナス・リズム）**と呼ぶことは前に勉強したね（参照➡ 36 ページ）。

> **＋ 正常の心リズム（洞調律，サイナス・リズム）**
> ① 洞結節（sinus node：サイナス）
>   ↓
> ② 房室結節
>   ↓
> ③ His 束
>   ↓
> ④ 左脚・右脚
>   ↓
> ⑤ プルキンエ線維

👧 じゃあ，サイナス・リズム＝正常ということ？

🧑‍⚕️ うーん，そうともいえない。正常＝サイナス・リズムだけれど，サイナス・リズムでも脈が速すぎたり，遅すぎたりする時には，正常とはいえない。一般に毎分 60 以下の時は洞性徐脈，100 以上では洞性頻脈といって，一応注意するべきとされている。

👧 私，先生の前だと緊張して脈が 120 くらいになっているんですけれど…。

Chapter 5 ● 患者さんの心電図を読みとろう

正常の脈とは？

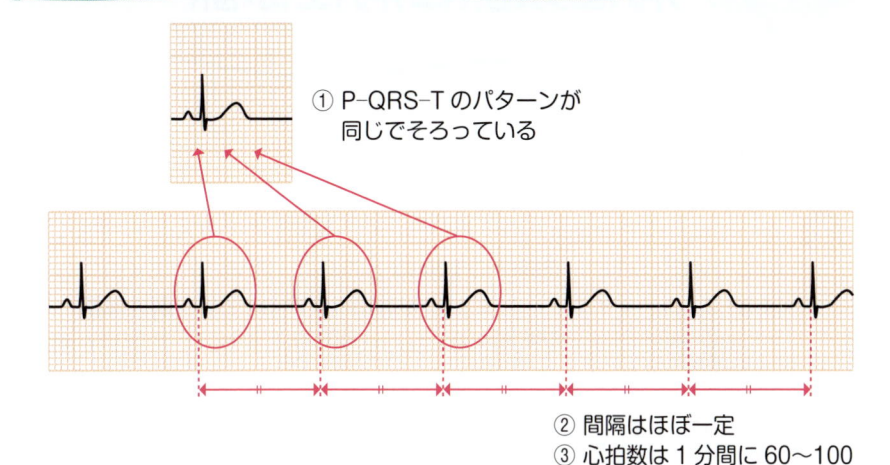

① P–QRS–T のパターンが同じでそろっている

② 間隔はほぼ一定
③ 心拍数は1分間に 60〜100

サイナス・リズム（洞調律）

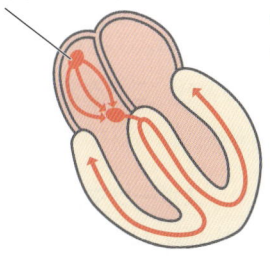

洞結節（サイナス）

サイナス（洞結節）が一定のリズムを出し，それが心臓全体に伝わっている状態

呼吸性不整脈

　正常の洞調律でも，多少のリズムの「ゆれ」はある。中でも，息を吸う時に脈の間隔が短くなり，息を吐く時に間隔が広くなることを呼吸性不整脈という。
　生理的なもので心配ないが，若年者でしばしば顕著になることがあるので，病的な不整脈と間違えやすい。

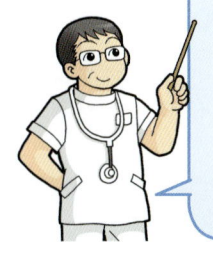

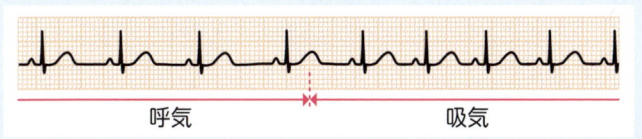

呼気　　　吸気

101

> 不整脈

2 洞性頻脈と洞性徐脈

洞性頻脈

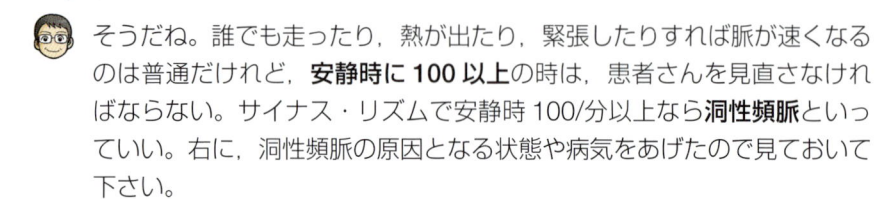

そうだね。誰でも走ったり，熱が出たり，緊張したりすれば脈が速くなるのは普通だけれど，**安静時に100以上**の時は，患者さんを見直さなければならない。サイナス・リズムで安静時100/分以上なら**洞性頻脈**といっていい。右に，洞性頻脈の原因となる状態や病気をあげたので見ておいて下さい。

病的としてとらえるかどうかは，ケースバイケースということですね。

甲状腺機能亢進症などは見逃されやすいから注意が必要だよ。また，内服している薬も必ずチェックするように。

洞性徐脈

サイナス・リズムで脈拍が**60/分以下**の場合，これを**洞性徐脈**という。

脈が60以下の人は結構たくさんいますよ。

確かに，もともと心拍数の少ない人や，**スポーツマン心臓**の人もいるから，脈拍が50台の人は決して珍しくないね。これだけでは異常とはいえない。でも，脈が遅い時は病的なことも多いから，常に注意が必要だ。原因となるような疾患や内服薬の確認を行うことが重要だよ。
さらに脈拍が遅くなると，めまいやふらつき，さらに倦怠感や息切れなどが出てくるし，心不全の原因となることもある。十分に注意して患者さんを観察してほしいな。

入院患者さんの場合は，**モニター**をつけていたほうが安心ですね。

そうだね，**ホルター心電図**もやっておいたほうがいいね。高度の徐脈の場合は次に説明する洞不全症候群に含まれるから，ペースメーカーも考慮されるんだ。

洞性頻脈

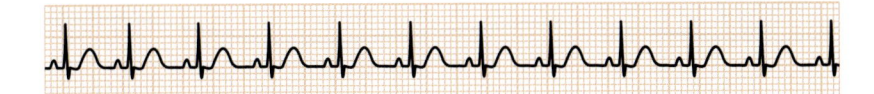

- P–QRS–T がそろっていて
- リズム(間隔)は一定 　　} サイナス・リズム
- 心拍数は 100/分以上

洞性頻脈の原因
- 運動, 興奮, 疼痛
- 発熱, 脱水, 感染, 心不全
- 甲状腺機能亢進症
- 薬物の作用　など

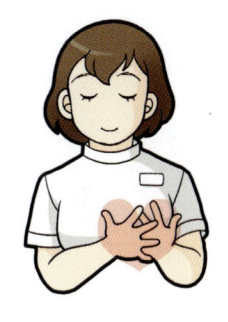

洞性徐脈

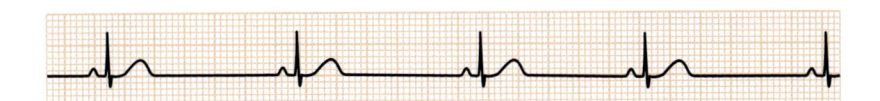

- P–QRS–T がそろっていて
- リズム(間隔)は一定 　　} サイナス・リズム
- 心拍数は 60/分以下

洞性徐脈の原因
- スポーツマン心臓, 高齢者
- 甲状腺機能低下症
- 洞不全症候群
- 薬物の作用　など

注意が必要だね

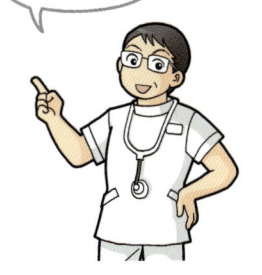

不整脈

3 洞不全症候群

洞停止

右の図のように突然，洞結節がサボってしまって，数秒間脈が抜けることがある。これが洞停止で，とても危険な状態だ。失神発作を起こすことがある。

洞房ブロック

洞停止と似たものに，**洞房ブロック**がある。洞結節から最初の心房への段階でつながらなくなっていると，心房収縮はないのでPから全部抜け落ちてしまう。この場合は，洞結節は規則的に動いているので，図のように間隔は正常の整数倍になるね。

刺激伝導系は心電図に出ないからですね。

洞不全症候群：シック・サイナス・シンドローム

これらの洞停止・洞房ブロックなどと，重症な洞性徐脈や，頻脈と徐脈を繰り返す状態などをまとめて**洞不全症候群（シック・サイナス・シンドローム）**と呼んでいる。略してSSS（sick sinus syndrome）ということもある。いずれも，洞結節（サイナス）の調子が悪いことが原因で，サイナスがしっかりしたリズムを出せない状態だ。

そんな危険な状態の時はどうすれば良いんですか？

まずは**ペースメーカー植込み**が考慮されるね。
緊急時には一時的に体外式のペースメーカーを装着することが必要な場合もあるよ。

Chapter 5 ● 患者さんの心電図を読みとろう

洞不全症候群

洞停止の心電図

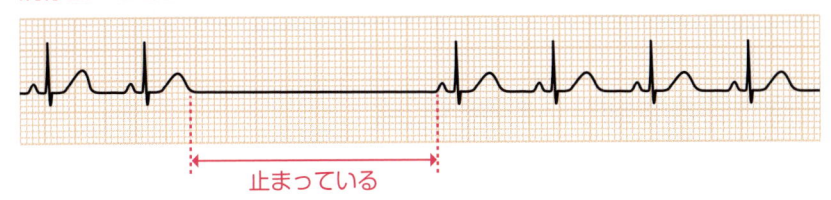

止まっている

洞房ブロック

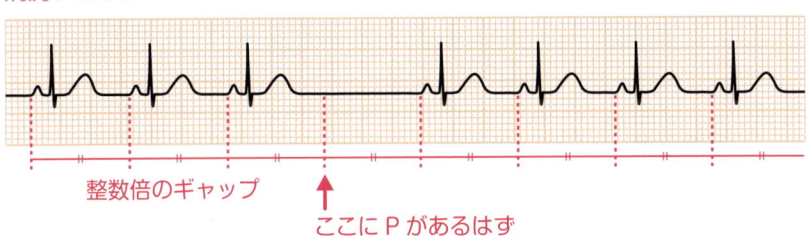

整数倍のギャップ　　ここに P があるはず

洞結節から心房につながらない

洞不全症候群
① 洞停止・洞房ブロック
② 高度な洞性徐脈
③ 徐脈−頻脈症候群

体外式ペースメーカーの装着

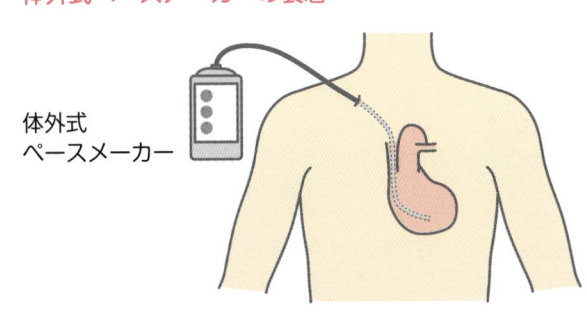

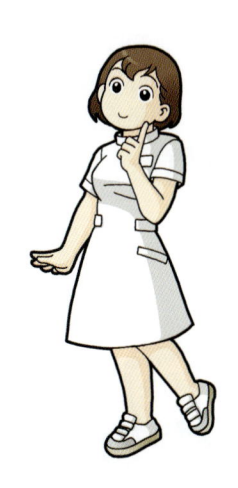

体外式
ペースメーカー

105

不整脈

4 期外収縮とは？

待ち切れず割り込む期外収縮

さて，次は期外収縮について勉強しよう。
規則的な脈の間に割り込むように別の脈が入り込み，リズムを乱す時，これを**期外収縮**というんだ。この時，よく見ると規則的な次の脈が来るよりも早く別の脈が出てきているのがわかる。すなわち，心臓のどこかに，とてもイライラしている部分，あるいは自己主張の強い部分があって，正常のリズムが出るのを待ち切れずに刺激を起こしてしまうわけだ。このため「**早期収縮**」ということもあるんだ。

「結滞」とは何だ

ナースは検脈の時によく「結滞(けったい)」という表現をするんだけれど，脈が脱落して抜けたように触れる時，ほとんどはこの期外収縮によるものだ。

割り込んでいるのにどうして脈が抜けるんですか？

早期に割り込んでいる期外収縮の時には，心臓に血液が十分に満たされていなかったり，収縮のパターンも正常と異なっていたりするために，血圧が出にくいんだ。それで，脈としてはとても弱くて触れづらいため，脈が抜けたようになるんだな。
心電図上の心拍数と，**触診上の脈拍数**を実際に比べることは，患者さんを見るうえでとても大事なことだよ。

注意します。

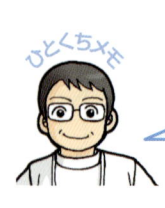

> **ひとくちメモ**
>
> **結滞か結代か？**
> 　国語辞典では「結滞：脈拍が一時的に止まるなどして不規則に飛んだようになること」とあり，「結滞」が正しい表記のようだ。しかし，「結代」と記されていることも多い。調べてみると，「結代」は漢方で使われる言葉であり，この影響があるのかもしれない。いずれにしても，これらは医学書にはほとんど出てこない表現で，ドクターはあまり使わないね。

Chapter 5 ● 患者さんの心電図を読みとろう

期外収縮

待ち切れずに
刺激を起こしてしまう

心電図上では待ち切れずに
割り込んでしまう

↓

期外収縮（早期収縮）

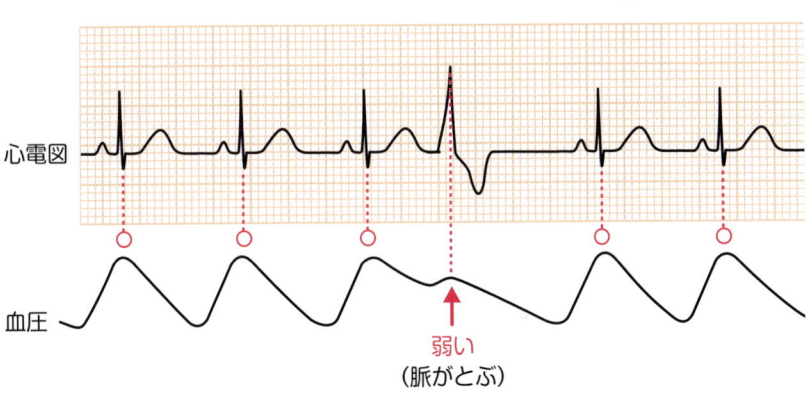

心電図

血圧

弱い
（脈がとぶ）

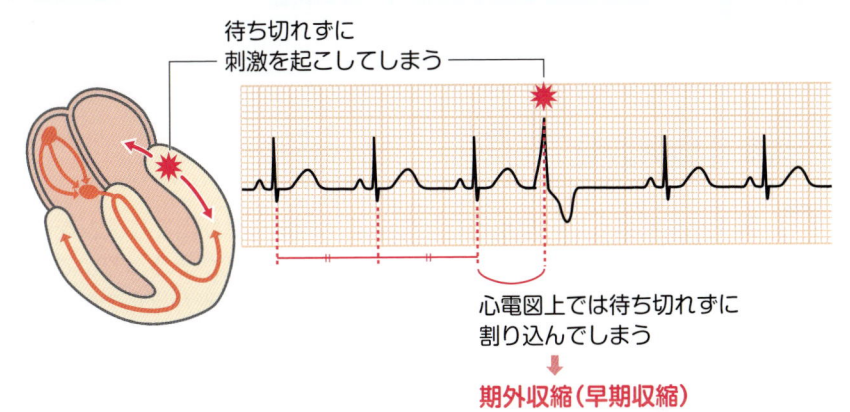

補充収縮
　下のように，別の脈が混じっている時でも，規則的な脈より遅く出る時は意味が違う。洞停止やブロックなどで次の脈が出てこない時には，「心臓が止まっては大変だ」と，もっと下の伝導系（房室接合部や心室）が自動能を発揮して，少し遅いけれど脈を起こすことがある。これが補充収縮だ。

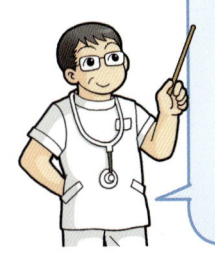

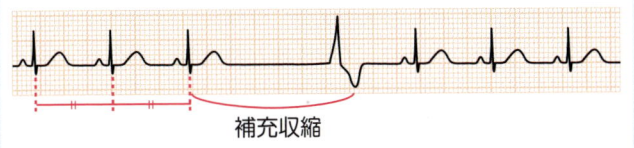

補充収縮

107

> 不整脈

5 上室性期外収縮

心房性期外収縮

図1を見てほしい。規則的な脈の中で1発早く脈が出てリズムを乱している。その脈は，ちゃんとP-QRS-Tのパターンがそろっていて，規則的な脈とほとんど同じ形だ。でもよく見ると，Pの形がほんの少し違っている。これが心房性期外収縮だ。

> **＋ 心房性期外収縮**
> （premature atrial contraction：PACまたはAPC）
> ほとんど同じ形の波形が早く割り込む

心房性期外収縮は，出所が心房だから心臓全体，特に心室の収縮パターンは正常と同じでスムーズだ。したがって，QRSも正常で幅は狭い。

房室接合部性期外収縮と上室性期外収縮

ところが図2ではPがはっきりしないし，QRSの形も少し違う。これは，心房より少し下の房室接合部付近から出た不整脈だ。これを**房室接合部性期外収縮**と呼ぶ。

> **＋ 房室接合部性期外収縮**
> P波のない割り込み脈，QRS幅は狭く鋭い

臨床的にはさっきの心房性期外収縮と合わせて，**上室性期外収縮**と総称することが多い（上室性＝心室より上）。心室収縮が正常に近いという共通点があるからだね。しかも，まとめた**上室性期外収縮**までもPACとかAPCと呼ぶことも多いからめんどうだな。
でも，共通するのは，QRS幅が狭く鋭いことだ。

> **＋ 上室性期外収縮**
> QRS幅が狭く鋭い，割り込み脈

Chapter 5 ● 患者さんの心電図を読みとろう

心房性期外収縮

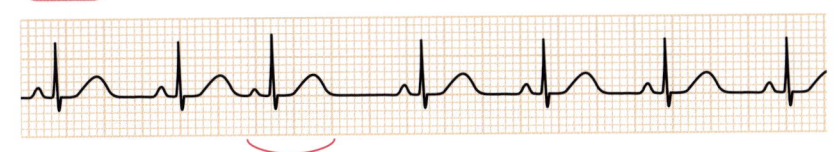

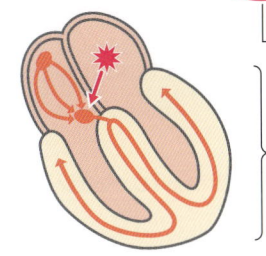

図1

P–QRS–T のパターンはほとんど同じ
（P の形が少し異なる）

接合部以下は正常パターン

房室接合部性期外収縮

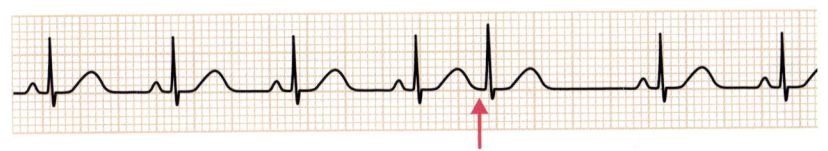

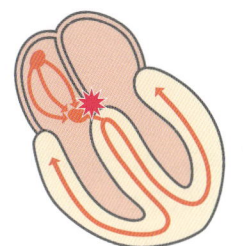

図2

ここだけ P を認めない
QRS の形は少し異なることもある

心室収縮はほぼ正常パターン
↓
QRS の幅は狭い

ひとくちメモ

上室性期外収縮のポイント
- 上室性期外収縮 ＝ 心房性 ＋ 房室接合部性
- QRS 幅は狭く，正常に近い形
- 「上室性」とは，「心室より上」のレベルということ

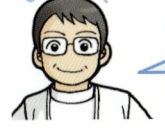

不整脈

6 心室性期外収縮は異常な形

> 心房性期外収縮（PAC）とは違って，右図のように幅広い異常な形のQRSが早期に割り込んできた時は，心室性期外収縮というんだ。

> **＋ 心室性期外収縮**
> **（premature ventricular contraction：PVC または VPC）**
> 幅広い異常 QRS が早期に割り込む

> このPVCは脚ブロックの時のギザギザQRS（参照 76ページ）に似ていますね。

> よく気づいたね。PVCは心室の一部に起源を持つ収縮だから，正規のルートを通ったスムーズな収縮ではないので，時間がかかって（幅広くて）異常な形になるんだ。ルール3（参照 44ページ）だね。だから脚ブロックと似ていて当然なんだ。
> これに対してPACは，心室に関してだけいえば，正規のルートに近い収縮になるから，スムーズで時間もかからず，幅の狭いQRSになるんだ。

> 幅が狭いのは正常，幅が広いのは異常と丸覚えしました。

> ついでに，もう1つ丸覚え。

> **幅広い，異常な QRS の不整脈：心室性**
> **幅狭い，正常に近い QRS の不整脈：上室性**

> このことは，ほとんどすべての不整脈に当てはまる。あとから出てくる頻脈性不整脈（頻拍）でも同様だ。ただし**心室内変行伝導**という例外もある。この時は上室性期外収縮の場合でも，幅の広い異常QRSになってしまうんだ。この時には，心室性の不整脈との区別がとても難しい。ナースは，まずは幅の広いQRSは心室性の不整脈と丸覚えしておけば良いでしょう。

心室性期外収縮

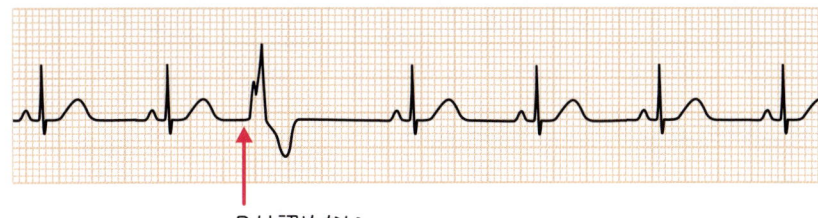

P は認めない
QRS は幅広で異常な形

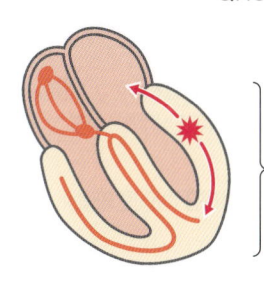

心室収縮は異常パターン

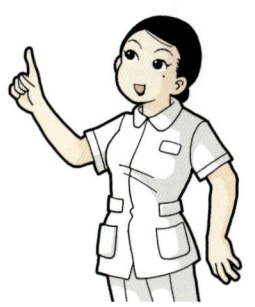

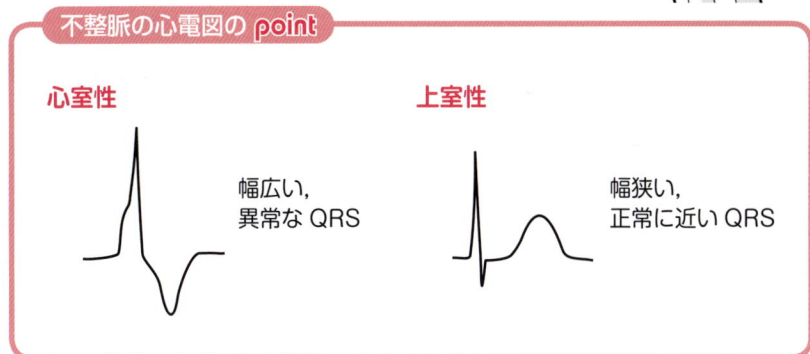

不整脈の心電図の point

心室性
幅広い，異常な QRS

上室性
幅狭い，正常に近い QRS

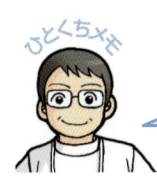

ひとくちメモ

心室内変行伝導
　上室性の不整脈が早期に起こる時，心室側の準備が十分できていないため，心室内でのスムーズな刺激伝導と収縮ができないことがある。この時，収縮の起点は上室性なのに，QRS は幅広となり，心室性不整脈と見分けがつきにくい。

不整脈

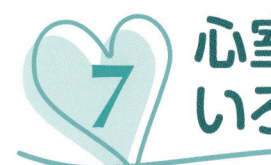

7 心室性期外収縮の いろいろなパターン

二連発と二段脈を間違えないで！

心室性期外収縮（PVC）が多発してくると，正常波形とPVCが1個ごとに交代に出てくることがある．これを**二段脈**という．正常2個にPVC1個なら**三段脈**ということもある．

これに対して，PVCが2個続けて出ることを**二連発**という．
3つ続けば**三連発**だ．さらに，4個以上にも「〜連発」といって間違いではないけれど，たくさん続く時は，**ショートラン**あるいは単に**ラン**ということが多いね．

臨床的には，**連発**や**ラン**はあとに出てくる**心室頻拍**や**心室細動**に移行することもあるから十分な注意が必要だ．

「**二連発**」は「**二段脈**」とは危険性がまるで違うから，間違わないように注意してほしい．

これらの表現は心房性期外収縮（PAC）でも使うことができるからね．

危険なPVCのパターン：多源性PVCとR on T

その他の表現法として，PVCの形と発生源に関するものがある．たくさん出るPVCが全部同じ形をしていれば，その発生源も心室の中の同じポイントであることが推測できるから，これを**一源性**PVCという．2種類なら**二源性**だ．

もし，いろいろな形のPVCが多数出ていれば，これは**多源性**ということになる．心臓のあちこちがイライラしている状態だから，**心室細動などに移行しやすい危険な状態**だ．

もう1つ，PVCが先行する脈のT波に乗っかるくらい早く出ているのを，**R on T**と呼ぶ．これも**心室頻拍や心室細動に移行しやすい**とされているから要注意だ．

連発とショートラン，多源性，R on T．これらが危険なパターンということですね．

心室性期外収縮（PVC）のパターン

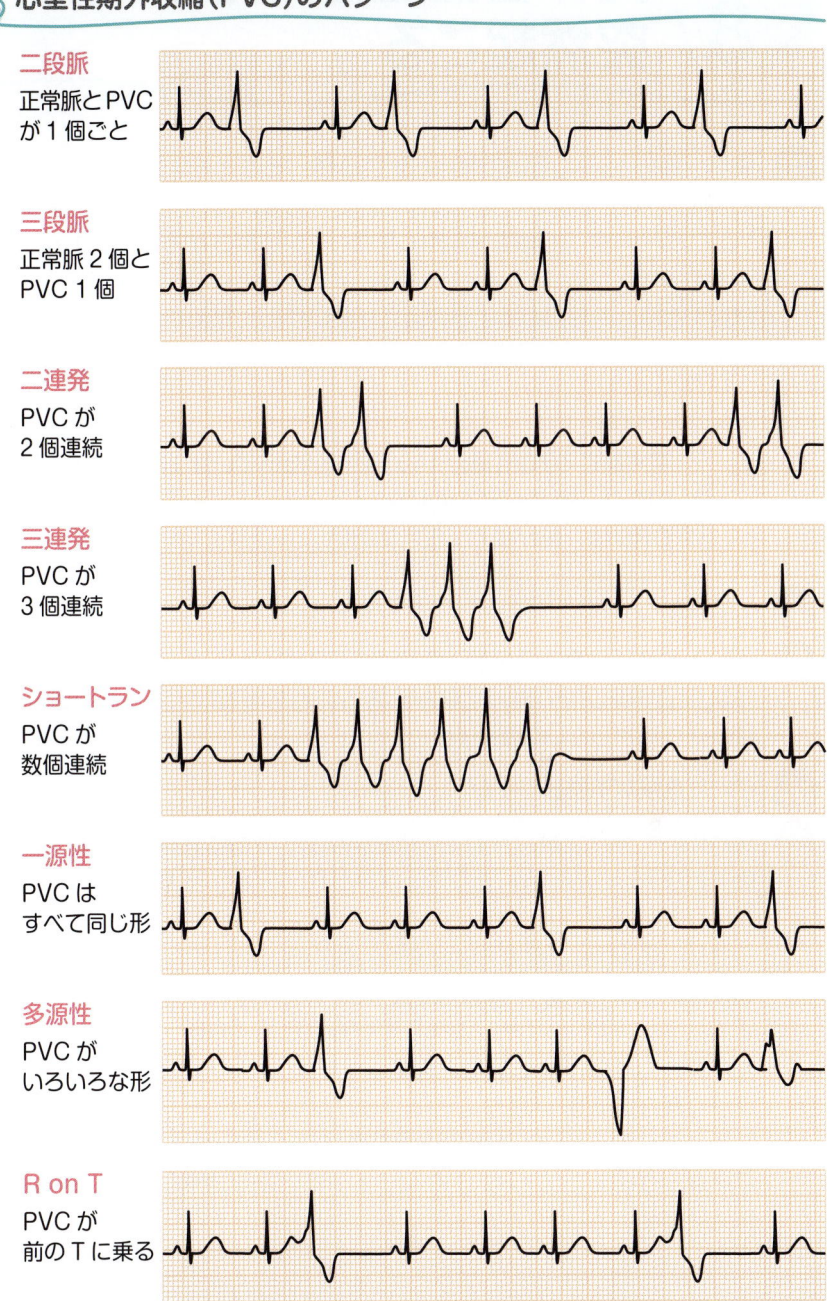

二段脈
正常脈とPVC
が1個ごと

三段脈
正常脈2個と
PVC 1個

二連発
PVCが
2個連続

三連発
PVCが
3個連続

ショートラン
PVCが
数個連続

一源性
PVCは
すべて同じ形

多源性
PVCが
いろいろな形

R on T
PVCが
前のTに乗る

不整脈

8 発作性上室性頻拍は突然起こる

突然，毎分180くらいの頻脈が起こる時，その代表は，発作性上室性頻拍(PSVT)だ。心房や房室接合部などで，刺激がぐるぐる回りになったり（リエントリー），自動能が異常に亢進している部分ができたりすると，発生するんだ。
PSVTと略して呼ばれることのほうが多いから，覚えておくように。

> **＋ 発作性上室性頻拍**
> **（paroxysmal supraventricular tachycardia：PSVT）**
> ① 突然起こる頻拍（毎分140〜240，たいていは180前後）
> ② 間隔は，ほぼ一定で規則的
> ③ QRSは，幅が狭く，正常に近い

上室性だとQRSの幅が狭いのは心房性期外収縮(PAC)と同じですね。

そのとおり。心室内の伝導・収縮はほぼ正常だからね。やはりPACと同じように，少し形の違ったPが見えることもあるけれど，脈が速すぎてはっきりわからないのが一般的だ。

これは**危険な不整脈**ですか？

突然にドキドキが始まって，突然治まるような動悸発作の場合は，PSVTの場合が多い。若い人にもしばしばみられ，ちょっと我慢していると治るという人もいる。
しかし，あまり心拍数が早かったり，長く続いたりすれば，強い**頻拍感・動悸感**とともに**胸痛や息苦しさ**を訴えるようになる。また，心室の収縮は正常パターンといっても，あまり脈が速ければ一拍あたりの拍出量が少なくなり，**血圧低下**や**心不全**も起こしかねない。そんなケースでは，ドクターに報告したほうがいい。
もう1つ。前に勉強した**WPW症候群**では，副伝導路を通ったリエントリーができるために，PSVTを起こしやすいので注意してほしい（参照→79ページ）。

発作性上室性頻拍（PSVT）

PSVT の心電図

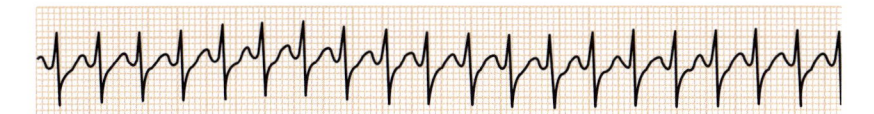

- 突然起こる頻脈 ➡ 180/分前後
- 間隔は一定で規則的
- QRS は狭い＝上室性

PSVT のしくみ

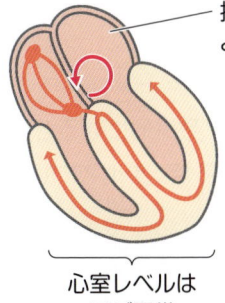

接合部付近のリエントリーによるものが多い

心室レベルはほぼ正常

リエントリーとは，自分で自分を刺激するぐるぐる回りのこと

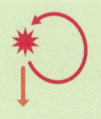

発作性心房頻拍（異所性心房頻脈）（PAT）

心房内で，洞結節とは別の場所で自動能が亢進している時に起こる頻脈を，特に PAT（paroxysmal atrial tachycardia）と呼ぶ。P 波がはっきりした毎分 150〜200 の頻脈だが，QRS はたいていその速さについてこられず，2：1 ブロックやウェンケバッハ型ブロック（参照➡ 132 ページ）となっている（PAT with block）。一般に持続は短く，ホルター心電図などでたまたま心電図を装着した場合に発見されるだけで，自覚症状もないため，臨床的に問題となることは少ない。

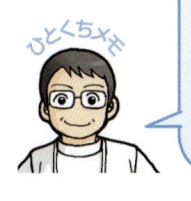

不整脈

9 心室頻拍は注意が必要

心房性期外収縮（PAC）に対して心室性期外収縮（PVC）があったように，心室レベルでリエントリーや，自動能の異常亢進が起こると，**心室頻拍**となる。

> ✚ **心室頻拍（ventricular tachycardia：VT）**
> ① 心拍数は 140〜180/分くらい，ほぼ規則的
> ② QRS は，幅が広い異常な形

すなわち，PVC の連発がずっと続くようなものだな。血圧も下がるし，**危険な不整脈**の 1 つだ。
この VT には，いくつかの注意点があるんだ。
まず，**VT にはいろいろな臨床パターンがある**ということ。
心室細動（参照➡ 124 ページ）などに移行して，致命的になるとても危険なものがある一方，動悸や息切れ程度の自覚症状で，ホルター心電図でたまたま見つかるものまで，いろいろだ。

では，どうすれば良いんですか？

ナースの対応としては，**まず患者さんの状態を観察**すること！
そして，ドクターに報告してほしい。

もう 1 つの注意点は，**発作性上室性頻拍（PSVT）との鑑別**だ。
脚ブロックや WPW 症候群の PSVT や，PSVT に心室内変行伝導（参照➡ 111 ページ）が起こった時には，PSVT なのに QRS の幅が広い異常な形になることがあるんだ。この時は一見 VT と全く同じになってしまう。

丸覚えルールが通用しないと困ります。

そうだね。この区別はドクターでも難しいくらいだから，君たちナースは考えるよりまず報告してほしい。

> **QRS が幅広い頻拍を見つけたら，VT としてすぐにドクターに報告**

心室頻拍（VT）

VTの心電図

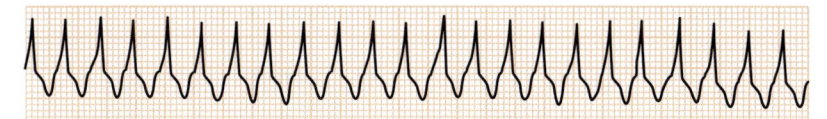

- ほぼ規則的に幅広い異常QRS
- 心拍数は140〜180/分くらい

VTのしくみ

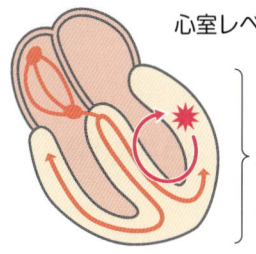

心室レベルでリエントリーしている

心室内では異常なパターン
↓
幅広いQRS＝心室性

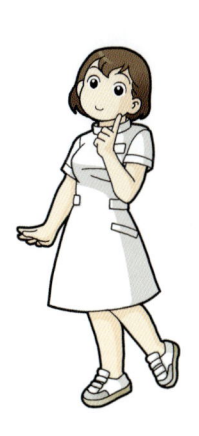

多形性VTの心電図

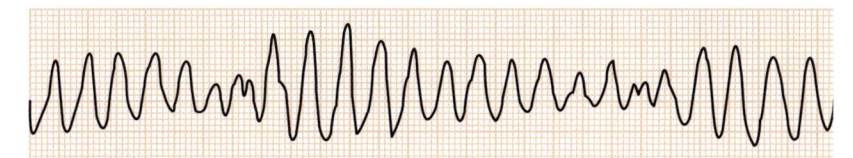

- 大きさや形が変化する ➡ 危険なVT
  （torsades de pointes）

心室内変行伝導を伴うPSVTの心電図

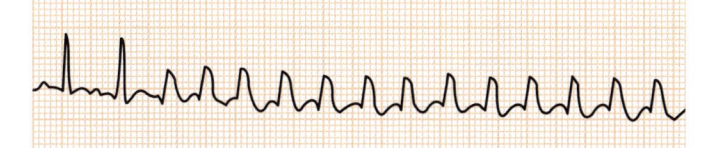

- VTと見分けがつかない

不整脈

10 全く不規則な心房細動

🧑 さてここで，君たちにも聞き覚えのある**心房細動**の話をしよう。ドクターは「**エーエフ(AF)**」ということのほうが多いかもしれないね。心房細動は読んで字の如し，洞結節（サイナス）からのはっきりしたリズムがなく，心房が細かくふるえるように動いている状態だ。**細かい刺激**が心房のあちこちからたくさん不規則に出ているんだ。洞結節（サイナス）からのちゃんとした号令がないので，その下の接合部としてはこの細かい刺激を「適当に」拾って心室まで伝えるしかない。したがって全く不規則な脈ができ上がる。

> ✚ **心房細動(atrial fibrillation：AF)**
> ① P は，はっきりしない：細かくふるえるような波(f 波)
> ② QRS は幅が狭く，正常に近い
> ③ QRS の間隔は，全く不規則

🧑 **f 波**は，基線の細かいゆれ程度だったり，誘導によってはほとんど平らで波がないように見えたりする時もある。でも，この時も重要なのは，**QRSの出現に全く規則性がなくでたらめ**なことだ。

👧 QRS の幅が狭いのは，**心室では伝導収縮が正常**だからですね。

🧑 そのとおり。ルールを覚えてきたね。
この AF にも，いくつかの注意点があるので勉強しよう。
まず 2 つの分類，

> **発作性心房細動(paroxysmal AF：PAF パフ)**
> **慢性心房細動(chronic AF)**

🧑 普段は**サイナス・リズム**なのに突然 AF になり，またサイナス・リズムに戻る場合を**発作性心房細動**という。この場合，数分で戻ることもあれば，数日 AF が続くこともある。**PAF(パフ)** という表現はよく使うから覚えておいていいな。これに対して，サイナス・リズムに戻ることなく，基本のリズムが AF になってしまった状態が**慢性心房細動**だ。

心房細動（AF）

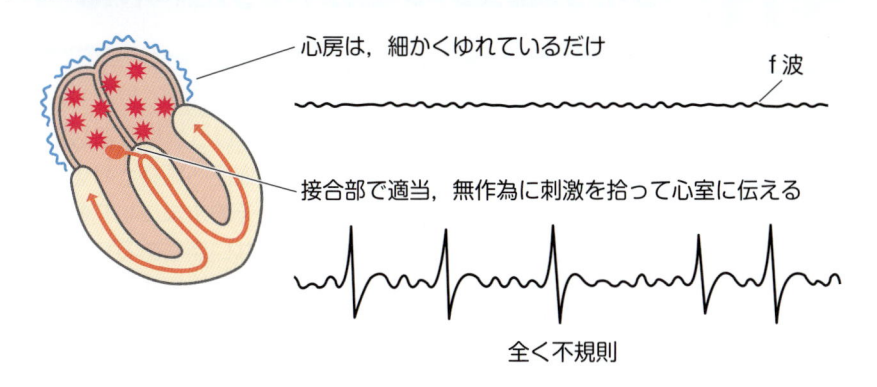

心房は，細かくゆれているだけ

f 波

接合部で適当，無作為に刺激を拾って心室に伝える

全く不規則

心房細動の心電図

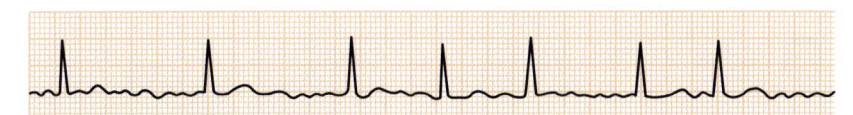

- P 波がはっきりしない
- 細かくゆれる基線 ➡ f 波
- QRS は幅が狭い
- R-R 間隔は不規則

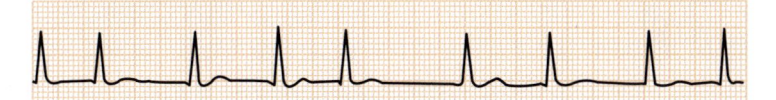

- f 波がほとんど見えない（平らな基線）時もある
- ポイントは，QRS 出現に規則性がないこと

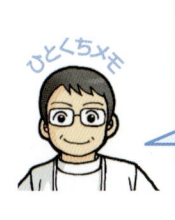

> **発作性心房細動（PAF）と慢性心房細動**
> 　普段は正常洞調律の人が突然 AF になると，強い動悸感や胸部不快感を自覚することが多い。したがって PAF の場合は，洞調律に戻す治療，あるいは洞調律を維持するための治療を行うことが多い。しかし，いったん AF が慢性化してしまうと慣れてしまい，動悸もほとんど感じなくなるのが一般的である。

> 不整脈

11 心房細動の臨床的意味は？

心房細動（**AF**）では，不規則ではあるけれど心室はしっかり収縮しているわけだから，血液の拍出はちゃんと行われるし，血圧も維持されることが多い。慢性化すると自覚症状もほとんどないのでそのままにしておいても良い場合も多いが，臨床的に注意しなければならない点もある。

> ✚ **心房細動（AF）の臨床的注意点**
> ① 僧帽弁疾患などの基礎疾患を持つことがある
> ② 血栓塞栓症の頻度が高い
> ③ 頻脈あるいは徐脈となることがある

基礎疾患の有無は重要だから，必ず**心臓エコー**などでチェックする必要がある。また，脳梗塞の既往を聞き取ることや脳CTを撮ることも必須だね。場合によっては，予防的な抗凝固療法も検討しなくてはならない。また，脈拍数については**ホルター心電図**も欠かせないよ。

頻脈性心房細動

AFでは，細かい刺激がたくさん心室側に伝わると高度の頻脈になることもある。この時にはさすがに動悸や息苦しさを訴えたり，血圧低下や心不全も起こすことがあるので，治療が必要となるね。脈拍数が180前後の場合は，**発作性上室性頻拍（PSVT）と似た状態**になってしまうけれど，心電図を注意深く見ると間隔が微妙にでも**不規則ならAF**だからわかるはずだ（参照➡ 115ページ）。

徐脈性心房細動

逆に，脈がとても遅くなることだってあるよ。極端な場合には全身倦怠感や心不全を起こす。こんな時には**ペースメーカー**の植込みが考慮されることもある。

心房細動（AF）の臨床的意味

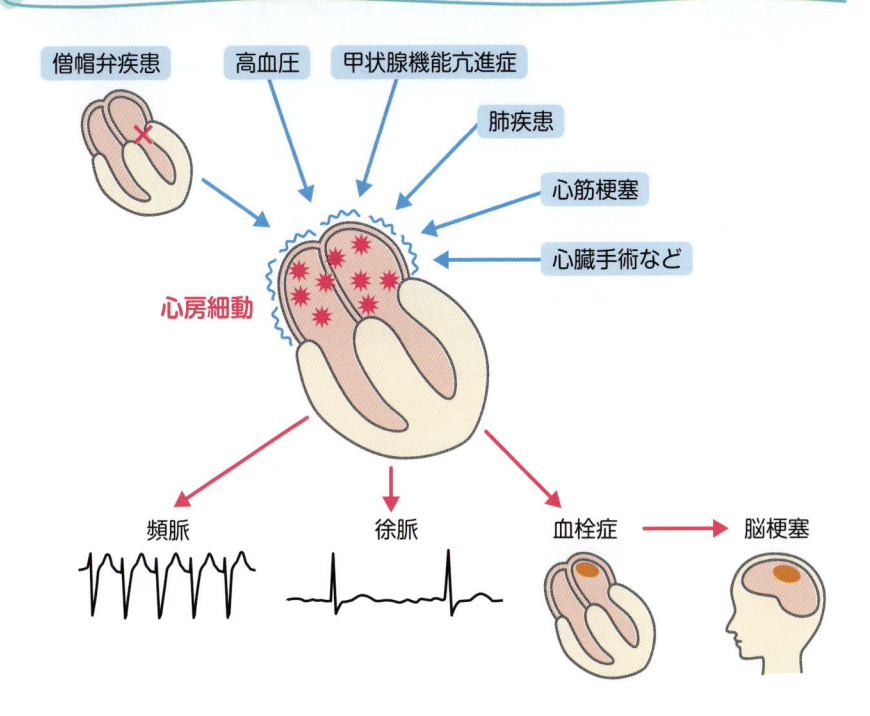

僧帽弁疾患
高血圧
甲状腺機能亢進症
肺疾患
心筋梗塞
心臓手術など

心房細動

頻脈　徐脈　血栓症 ➡ 脳梗塞

頻脈性心房細動の心電図

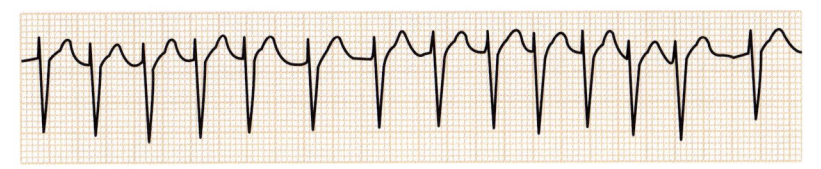

- QRSの間隔が微妙に不規則 ➡ AF
（PSVTの時は規則的）

徐脈性心房細動の心電図

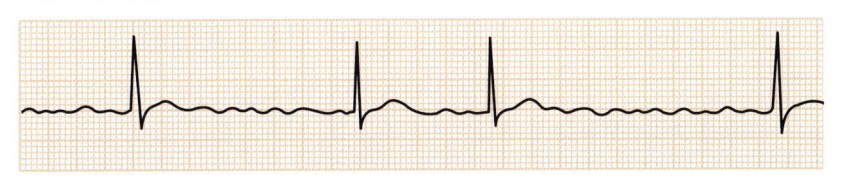

不整脈

12 心房粗動はギザギザF波

心房細動（AF）に似ている不整脈に心房粗動がある。
心房内でのごく小さなぐるぐる回り（リエントリー）が**毎分300前後の早い心房波**を作り出している。この結果，**のこぎりの歯状**（鋸歯状）などと表現されるギザギザの波（F波）が認められる。これに対して，接合部以下が反応して心室収縮を起こすわけだけれど，一般的には2：1あるいは4：1などのように比較的，規則的に刺激を受け入れることが多いので，QRSの出現も規則的になるのが普通だ。

まれに，**1：1伝導**になることがあるが，この時の心拍数は300になり，空打ち状態になってしまうので血圧がなくなり，失神することもある。

> **＋ 心房粗動(atrial flutter：AFL)**
> ① 250〜350/分の鋸歯状F波
> ② QRSは幅が狭く正常
> ③ ほぼ規則的なQRSの出現(2：1あるいは4：1伝導が多い)

AFのf波より，やや大きめではっきりとしたギザギザが特徴だね。これでQRSに規則的な部分が見られれば，心房粗動が考えられるね。
少し難しいのは突然起こった**2：1の心房粗動**だ。この時は150くらいの心拍数になり，規則的で幅の狭いQRSだから，**発作性上室性頻拍（PSVT）とそっくり**になってしまう。毎分150前後の頻拍の時は常に心房粗動の可能性を考えて，いろいろな誘導を注意して見てほしい。

心房細動はAf，心房粗動はAFという略語で覚えていたのですが…。

そうだね，以前はAfとAFというふうに小文字と大文字で区別していたのだけれど，**心房細動がAF，心房粗動がAFL**と略すのが正しいね。いまだにAf，AFで区別しているドクターも多いし，カルテの記載でもしばしば見られるようだけれど，日本循環器学会の用語集でも「心房細動：AF」「心房粗動：AFL」となっているから，こちらが正解だ。

一般にドクターが**「エーエフ」**と言ったら心房細動のことだよ。心房粗動は単に**「フラッター」**ということもあるので，覚えておこう。

心房粗動（AFL）

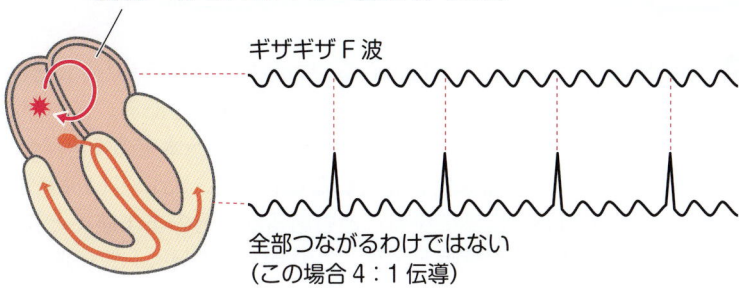

心房レベルでリエントリー（300/分くらい）

ギザギザF波

全部つながるわけではない
（この場合4：1伝導）

心房粗動の心電図

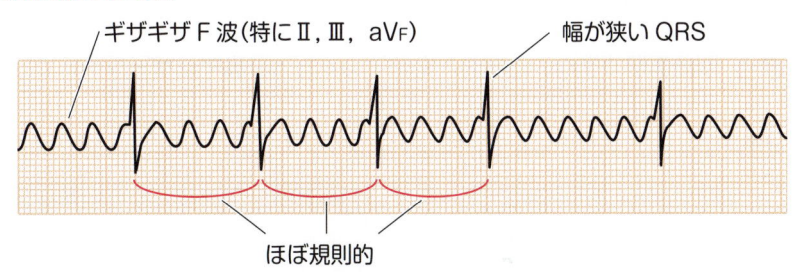

ギザギザF波（特にⅡ，Ⅲ，aVF）　　幅が狭いQRS

ほぼ規則的

2：1の心房粗動

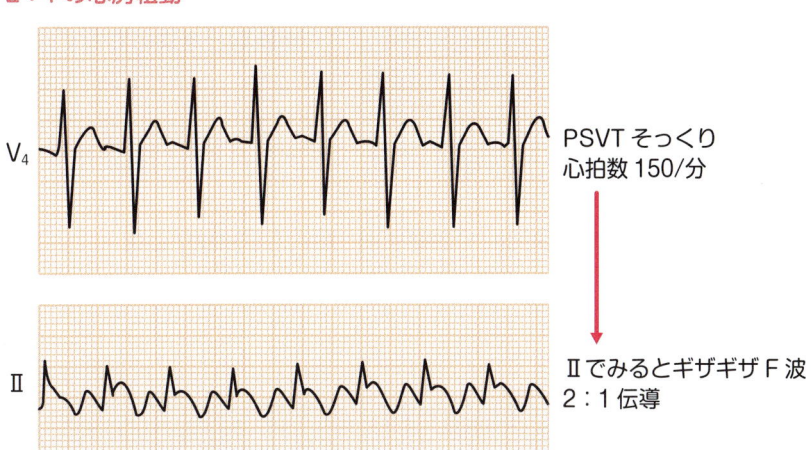

V4

PSVTそっくり
心拍数150/分

Ⅱ

Ⅱでみるとギザギザ F 波
2：1伝導

> 不整脈

13 心室細動は心停止と同じ

> 心房細動(AF)と同じように，心室でもあちこちから細かい刺激が出るだけで，全体がぶるぶる細かくふるえている状態がある。これが心室細動だ。心室細動の時は身体へ血液を送り出すという本来の役目が全く果たせていないので，**心臓は止まっているのと同じ**。たいていは意識消失し，ばったり倒れる。自然に戻ることもあるが，そのまま続くと死んでしまう。これを**致死性不整脈**という。この時の心電図は心室(QRS)が細かくふるえているだけなので，

> **＋ 心室細動(ventricular fibrillation：VF)**
> 全く不規則な基線の振動のような心電図

> **緊急事態**ですね。心電図が動いていても，**心臓マッサージ**を始めてしまってもいいんですか？

> もちろんOK。できるだけ早く始めてください。心臓は止まっているのと同じだよ。時には心臓マッサージや胸を叩くだけで，心室細動が整脈に戻ることもあるからね。
> このような緊急時にはできるだけ多くのスタッフを呼び集め，**心臓マッサージや人工呼吸などの心肺蘇生術**を開始すると同時に，電気的除細動の準備も行う必要がある。
> 常日頃からこのような事態を想定して，**手順などを決めておく必要**がある。マニュアルなんか読んでいる暇はないから，トレーニングをしておくことが大切だな。

> それは十分教育しています。

> 心室細動：ただちに心肺蘇生術・電気的除細動が必要

Chapter 5 ● 患者さんの心電図を読みとろう

心室細動(VF)

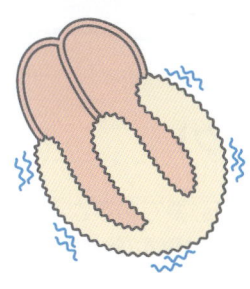

心室がブルブル
ふるえているだけ！
↓
血液の駆出は
できない！
↓
心臓が止まって
いるのと同じ！

心室細動の原因
- 心筋梗塞，心筋炎，心筋症
- 心不全，心臓手術後
- 電解質異常，薬物の影響
- ブルガダ症候群
- 胸部打撲(心臓震盪)
- 各種重症疾患の末期(死戦期)

心室細動の心電図

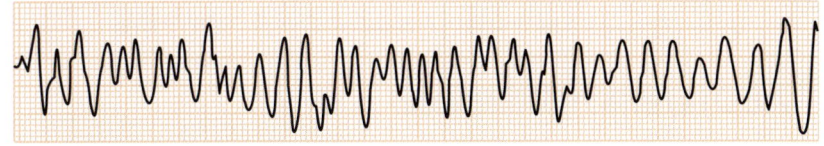

全く規則性のない基線のゆれ

心室細動の対処

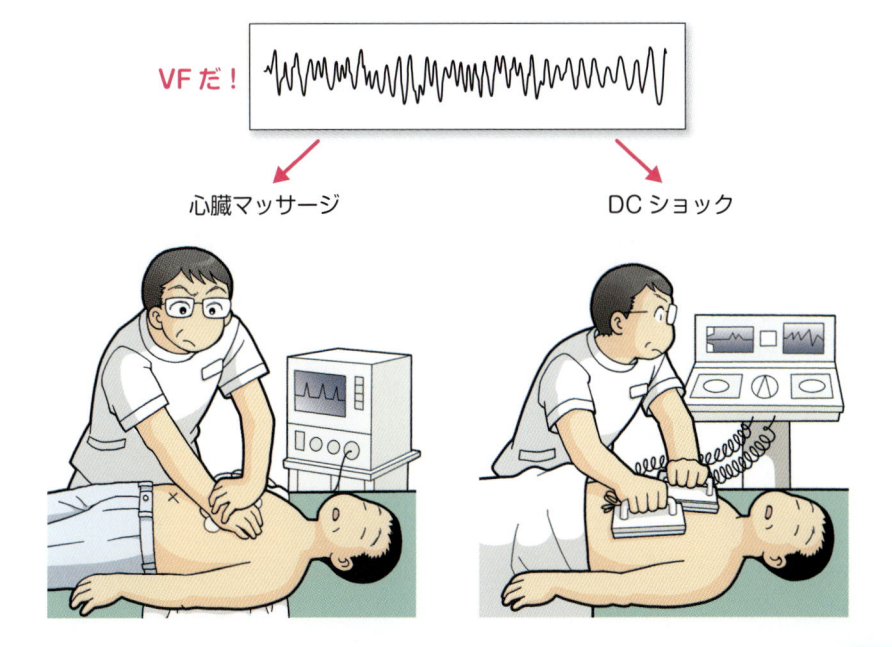

VFだ！

心臓マッサージ　　　　　　DCショック

不整脈

14 電気的除細動と AED

電気的除細動（直流除細動・DC ショック）

心室細動（VF）の時にできるだけ早く心肺蘇生術が必要であることは間違いないのだけれど，実は早く心室細動を止めて整脈に戻す（**除細動**）ことができないと本当の救命率は上がらないんだ。

だから，一刻も早く心電図診断をつけて，電気ショックで戻してやることが必要なんだよ。でも，**電気的除細動**は医療行為でドクターが行うことだから，ナースはすばやく施行できるための準備や補助で頑張ってほしい。

AED（自動体外式除細動器）

とはいっても，VF がいつもドクターのいる病院内で起こるわけではない。そこで開発されたのが **AED** だ。

最近は駅やホールなどでもよく見かけますね。

これは，右前胸部と左側胸部にパッチを貼るだけで，器械が心電図を自動的に診断して，電気的除細動が必要な時だけ電気ショックが出るようになっているんだ。したがって，ドクターだけでなく一般の人も行っていいんだよ。手順は**音声ガイドに従えば良い**ようになっているから簡単だ。突然倒れた人がいれば救急隊が到着する前に，まず AED を試して OK。

大事なのは，AED を準備している間も**心臓マッサージ・人工呼吸**は続けること。電気ショックのあとに意識が戻らなかったり，心拍が強く回復しない時は，さらに蘇生術を続けることだ。

AED は最近，病院や診療所にも常備されるようになってきている。病院内でも早いほうが良いわけだから，ナースもトレーニングを受けて慣れておきたいね。

Chapter 5 ● 患者さんの心電図を読みとろう

電気的除細動のパッド位置

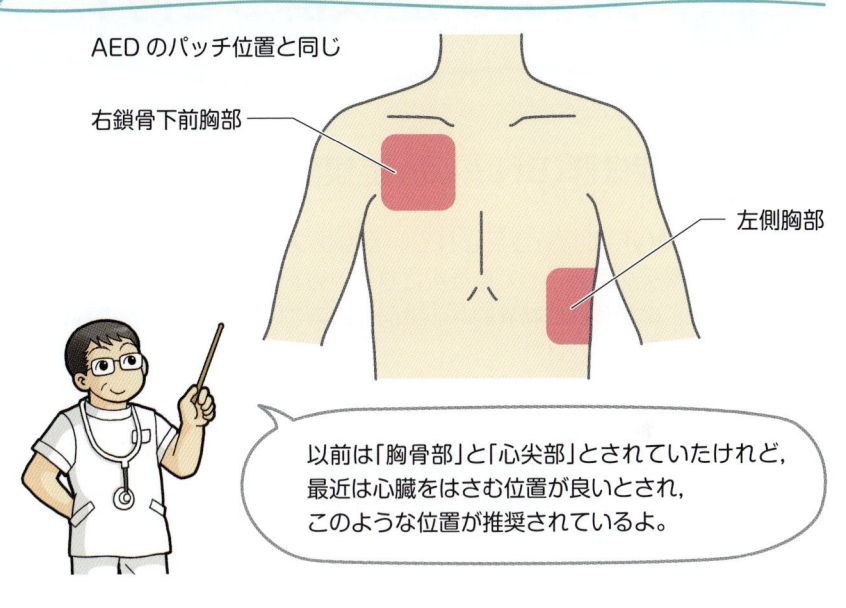

AEDのパッチ位置と同じ

右鎖骨下前胸部

左側胸部

以前は「胸骨部」と「心尖部」とされていたけれど，最近は心臓をはさむ位置が良いとされ，このような位置が推奨されているよ。

AED（自動体外式除細動器）

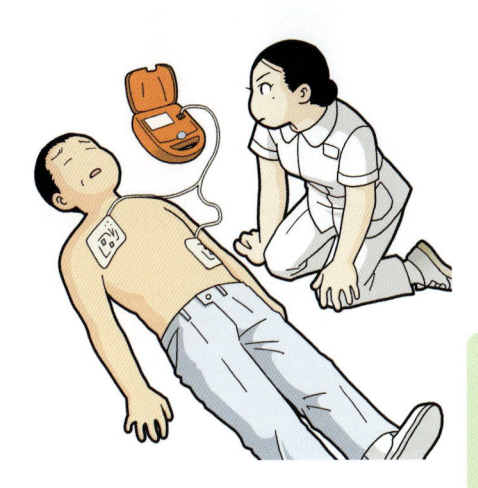

音声ガイドに従って
- パッチを貼ってボタンを押すだけ．
- 心電図を自動診断して，必要な時だけショックが出る!!
- 心電図診断とショックの時以外は心臓マッサージと人工呼吸を継続すること!!

不整脈

15 ブルガダ症候群って何？

ブルガダ症候群（Brugada 症候群）

心室細動（VF）で最近注目されているのが**ブルガダ症候群**だ。比較的若い人の突然死の原因として重要視されている。心室細動がたまたま戻った人の中に，非発作時に特異的な心電図があることが見つかったのがきっかけだ。

> **＋ ブルガダ症候群**
> 突然の心室細動と非発作時の心電図異常
> V_1〜V_3 で ST の特異的上昇：サドル・バック型，コーヴ型

原因はわかっているのですか？

はっきりはわかっていないけれど，**遺伝子レベルの異常**が見つかっている。家族性の報告も多く，近親者に突然死や心室細動の既往がある人がいる時は要注意だ。こんな病気があることだけでも知っておこうね。

治療法はあるんですか？

AICD（植込み型自動電気除細動器）

一般的に薬物治療は有効ではなく，心室細動発作の危険が高いと判断された場合は，**AICD** を植込むしかない。
AICD はさっき話した AED を小型にして植込むようなものだ。大きめのペースメーカーのような機械を皮下に植込むと，つねに心電図を監視していて，もし心室細動が発生して持続する時には自動的に電気ショックを発するというものだ。
ブルガダ症候群だけではなく，**拡張型心筋症**や**陳旧性心筋梗塞**などに伴う難治性の心室細動発作にも用いられている。

ブルガダ症候群

ブルガダ症候群の心電図の point

$V_1 \sim V_3$

サドル・バック型（Saddle-back）　　　コーヴ型（Cove）

ブルガダ症候群診断のポイント
- 突然の心室細動，失神
- 非発作時の心電図異常
- 突然死や心室細動の家族歴

こんな病気があることも知っておこう

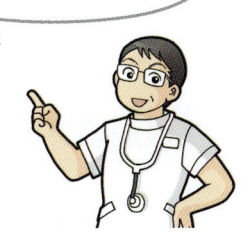

AICD（植込み型自動電気除細動器）

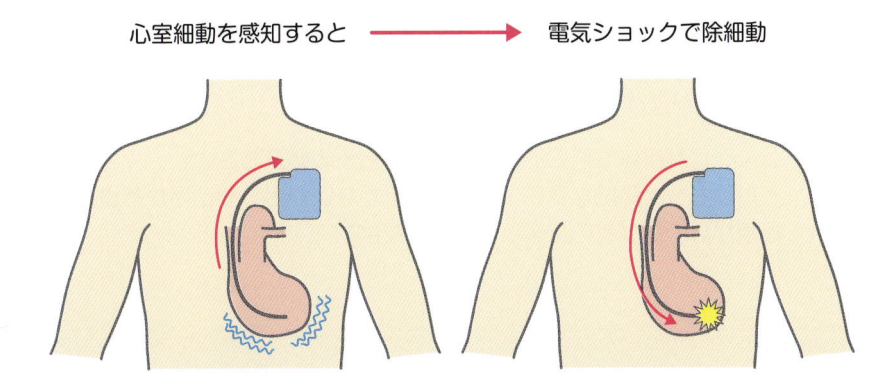

心室細動を感知すると　→　電気ショックで除細動

> 不整脈

16 房室ブロック：心房・心室の連絡不良

房室ブロックの種類

心房（A）と心室（V）の刺激の伝導が障害されている状態を**房室ブロック**（AVブロック）という。実際は，サイナス（洞結節）からの刺激伝導が房室結節～His束あたりでうまくいっていない場合がほとんどだ。
これをまず**3つに分類**しよう。

> **＋ 房室ブロック（AVブロック）**
> Ⅰ度房室ブロック：心房～心室の連絡に時間がかかる
> Ⅱ度房室ブロック：心房～心室が，時々つながらなくなる
> Ⅲ度房室ブロック：心房～心室が，全くつながらない

これらを心電図で診断するには，心房と心室との関係，つまりPとQRSの関係を見ていく必要がある。

Ⅰ度房室ブロック

まず，Ⅰ度房室ブロックでは，心房と心室の連絡に時間がかかるだけで，一応**心房と心室との伝導は1：1**で保たれている。したがって，心電図としては単に心房～心室の延長，すなわち**PQ時間の延長**のみだ。

> **Ⅰ度房室ブロック：PQ時間の延長（0.21秒以上）**

PQ時間が延びると心臓はどうなるんですか？

うん，これ自体は何の症状もないし，治療の必要もない。
ただ，もっと高度なブロックへの移行がないかどうか，何か基礎になる心疾患がないかなどのチェックは必要だよ。

房室ブロック（AVブロック）

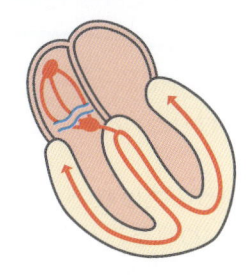

心房−心室の連絡障害
P−QRSのつながりを見る

Ⅰ度 ➡ つながっているが，時間がかかる
Ⅱ度 ➡ 時々つながらない
Ⅲ度 ➡ 全くつながらない

Ⅰ度房室ブロック

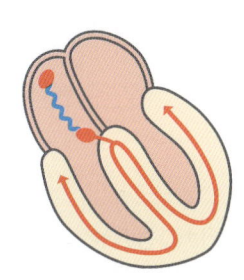

心房−心室の伝達に時間がかかる
➡ P−QRSに時間がかかる ➡ PQ時間の延長

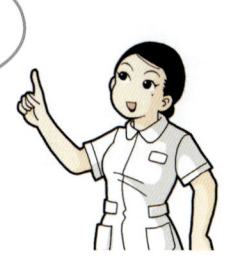

まずは
Ⅰ度房室ブロックね

Ⅰ度房室ブロックの心電図

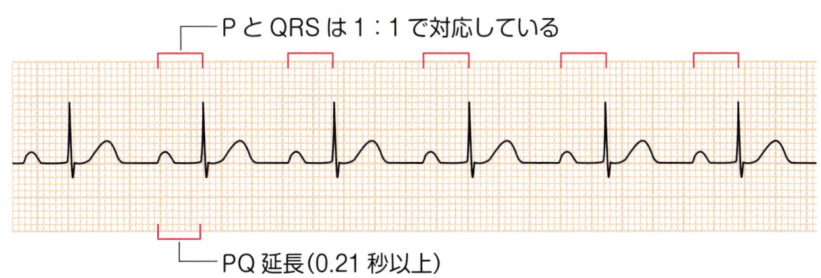

PとQRSは1：1で対応している

PQ延長（0.21秒以上）

> 不整脈

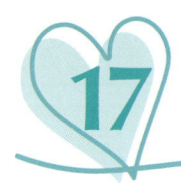

17 Ⅱ度房室ブロック

🧑 時々つながらなくなるのがⅡ度房室ブロックだけれど，これもさらに2つに分類される。
　まず，**モービッツ(Mobitz)Ⅰ型ブロック**というのだけれど，これは，**ウェンケバッハ(Wenckebach)型ブロック**といわれることのほうが多い。PとQRSの間がだんだん延びて，しまいに1拍脱落するのがウェンケバッハ型の特徴だ。

> ＋ **ウェンケバッハ型ブロック（モービッツⅠ型）**
> 　PQがだんだん延びて1個脱落

🧑 これとは違って，PQは一定で一見正常な脈の中で，時々ポコッとQRSだけ抜け落ちるのが，**モービッツⅡ型房室ブロック**だ。

> ＋ **モービッツⅡ型房室ブロック**
> 　PQが一定の脈から突然QRSが脱落

🧑 モービッツⅡ型の場合には，たまに1拍抜けるだけのものや，1拍ごとにQRSが脱落するもの（これを**2：1房室ブロック**という）など，その頻度はいろいろある。一般的には予後が不良だし，**ペースメーカーの適応**になることも多い。モービッツⅡ型でも特につながる頻度が少ない高度ブロックはきわめて危険だ。めまいや意識消失の既往がなかったかを聞き取ることも重要だね。

👩 ウェンケバッハ型も危険な不整脈としていいですか？

🧑 いいや，ウェンケバッハ型は正常の人でもホルター心電図をとると時々見られるし，比較的安全で治療を必要としないことが多いんだよ。

Ⅱ度房室ブロック

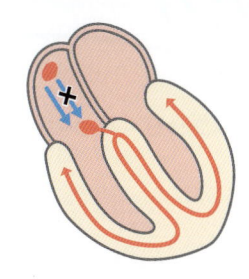

心房と心室が時々つながらない
↳ P-QRS の対応が時々途切れる

2種類ある { ウェンケバッハ型
モービッツⅡ型

ウェンケバッハ型(モービッツⅠ型)ブロックの心電図

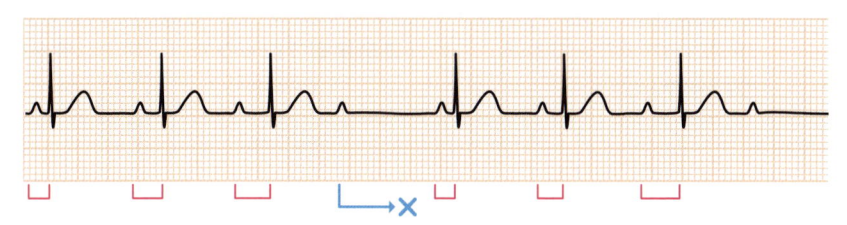

モービッツⅡ型房室ブロックの心電図

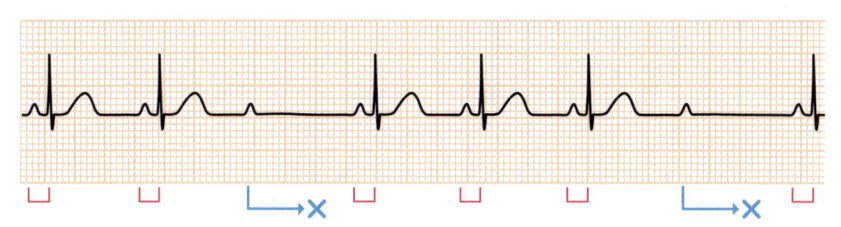

2：1房室ブロックの心電図

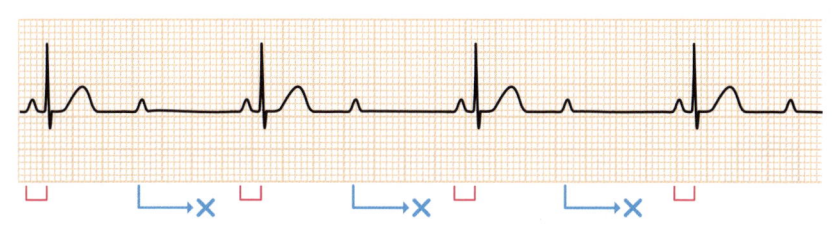

> 不整脈

18 完全房室ブロック（Ⅲ度房室ブロック）

- 🧑‍⚕️ サイナス（洞結節）からのリズムが全く心室につながらなくなったらどうなるだろう。心臓は止まってしまうだろうか？
- 👩 あっ，わかった。「**自動能**」ですね？
- 🧑‍⚕️ そうだ。上からの刺激が来なくなった時，下の連中は仕方ないので（あるいは「今しかないぞ」と），自分の持っているリズムで動くんだ。つまり，前に教えた**補充収縮によるリズム**（参照→ 107ページ）だから，補充調律だね。
  心電図では，一定のリズムの P とは全く別に，もっと遅いリズムで QRS が認められることになる。これが**Ⅲ度房室ブロック**で，一般には**完全房室ブロック**という。

> **＋ 完全房室ブロック（Ⅲ度房室ブロック）**
> 　一定リズムの P と無関係に，別の遅いリズムの QRS

- 👩 QRS が遅いということは，脈も遅いということですよね。
- 🧑‍⚕️ 理論的には，房室接合部付近からリズムが出れば，40〜60/分，心室からのリズムだと，30〜40/分ということになる。
  しかし，要は「**下の者の頑張り**」に依存している状態だ。だから，慢性的な完全房室ブロックの患者などでは常に 60/分くらいの心拍数があって，少し疲れやすい程度の症状しかないこともある。ところが，下位の自動能がダメだと，心拍数が 30/分以下にまで下がって，失神することさえある。
- 👩 **危険な不整脈**ですね。
- 🧑‍⚕️ うん，緊急にペースメーカーが必要になることも少なくないね。

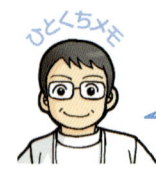

> ひとくちメモ
> 　右ページの心電図のように，P 波が QRS や T と重なるとわかりにくいけれど，ていねいに探して印をつけると，規則的な P が見えてくるよ。

Chapter 5 ● 患者さんの心電図を読みとろう

完全房室ブロック（Ⅲ度房室ブロック）

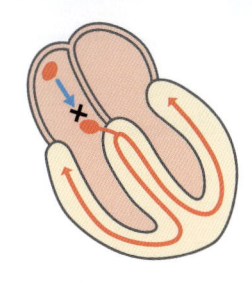

心房−心室が全くつながらない
→ P，QRS それぞれ無関係 → 自動能の発揮

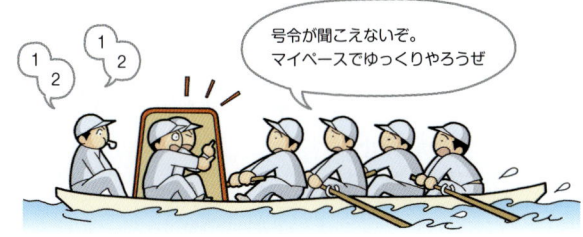

「1 2」 「1 2」

号令が聞こえないぞ。
マイペースでゆっくりやろうぜ

完全房室ブロックの心電図

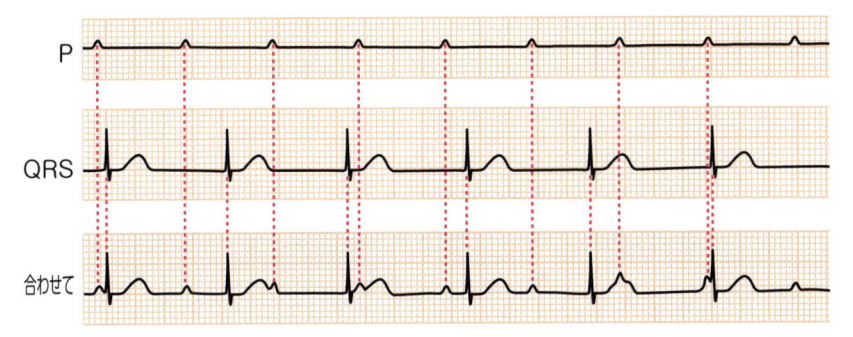

P
QRS
合わせて

完全房室ブロックの心電図（P と QRS は別のリズム）

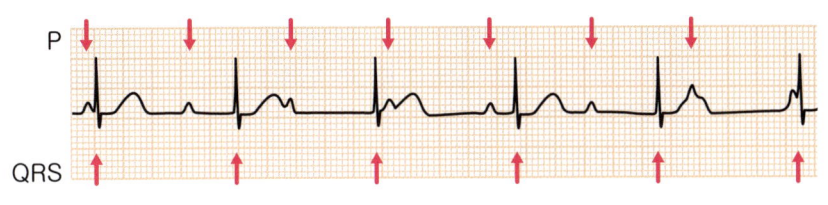

P
QRS

危険な完全房室ブロック

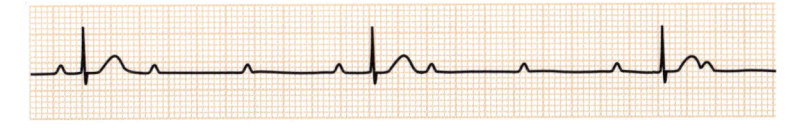

135

不整脈

19 危険な不整脈・注意すべき不整脈

　よし，ここで危険な不整脈，注意すべき不整脈をまとめてみよう。
まず，

> ➕ **致死性不整脈**：そのままだと死亡してしまう
> 　① 心停止
> 　② 心室細動

　すぐにドクターコールですね。

　違う違う。まず，患者さんのところに飛んでいって，心肺蘇生だ。心臓マッサージが必要だろう。もちろん声を出してスタッフやドクターを呼ぶのも忘れずにね。次は，

> ➕ **致死性不整脈に移行する危険性の高い不整脈**
> 　① 心室頻拍
> 　② 洞不全（補充収縮の出ないもの）
> 　③ 完全房室ブロック（下位の自動能が低下しているもの）

　この中で心室頻拍はいろいろなタイプがあって，危険の少ないものもあるけれど，幅広いQRSの頻拍を発見したらすぐにドクターコールしたほうがいいね。
その他には，

> ➕ **注意が必要な不整脈**（初めて見つけた時はドクターコール可）
> 　① 高度の徐脈（完全房室ブロック，モービッツⅡ型房室ブロック，洞不全症候群，AF）
> 　② 高度の頻脈（PSVT，AF，AFL）
> 　③ 悪性のPVC（連発，ショートラン，多源性多発，R on T）

　ここまでは大事だから復習しておいてほしいな。

Chapter 5 ● 患者さんの心電図を読みとろう

致死性不整脈

心停止

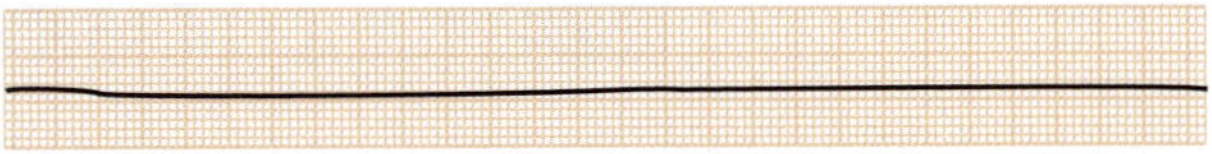

心室細動

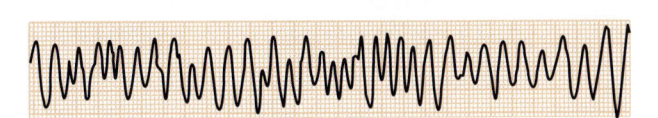

致死性不整脈に移行する危険性が高い不整脈

心室頻拍

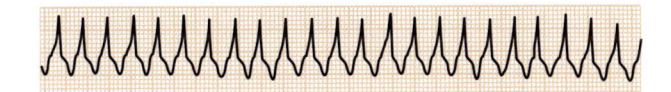

洞不全
補充収縮が
出ない

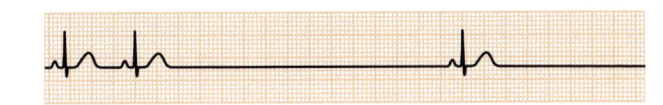

完全房室ブロック
下位の自動能が
低下

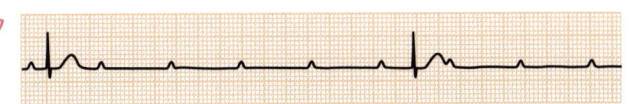

注意が必要な不整脈

高度の徐脈

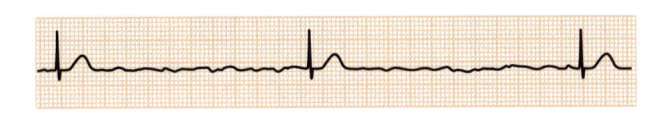

高度の頻脈

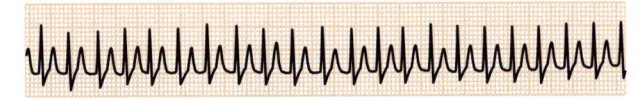

危険な PVC

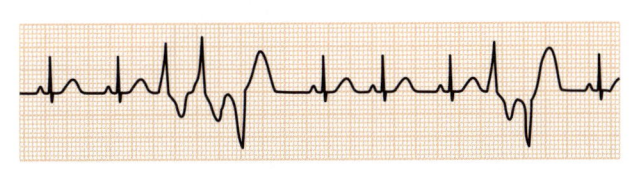

column ❺

記録された急性心筋梗塞

　前日に装着したホルター心電図の結果を見てびっくり。夜からSTが上昇しており，朝にはQ波もできている！　急性心筋梗塞じゃないか！

　あわてて患者さんを呼ぶと胸を押さえながら「昨日からずっと胸が苦しくて，今も苦しいです。でも，苦しい時の心電図が記録されたら診断に役立つと先生がおっしゃったから…」。

　まいった！　私の失敗だ。動悸と軽い胸部圧迫感を訴えていただけだったので，不整脈を想定してそんな話をしたようだ。胸痛が持続したらいつでもすぐに受診するように話しているはずだけれど，患者さんは発作時の心電図を見てもらえると思って我慢していたらしい。

　結果的に，急性心筋梗塞の心電図の時間経過による変化が見事に記録されてしまった。幸いにもこの患者さんは大事にはいたらなかったけれど，私のにがい経験の1つだ。

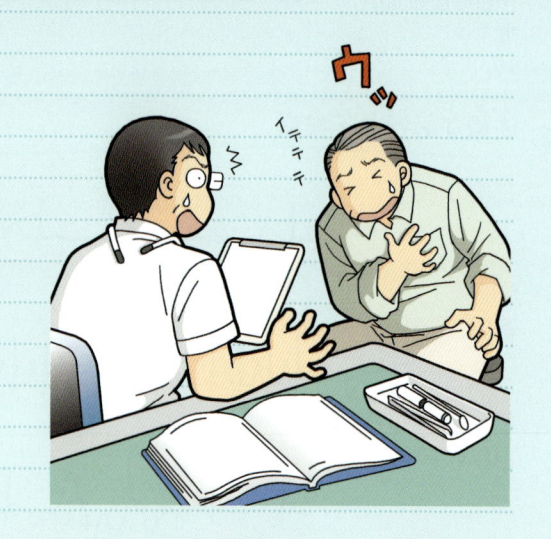

Chapter 6

こんな心電図も知っておきたい

1 電解質の異常

カリウムの異常

電解質の異常は心電図に独特の変化をもたらすから，覚えておくといいね。まずは，血清カリウムの異常。

> **高カリウム：高く鋭いT波**
> **低カリウム：低いT波，U波の増高**

詳しくいうとまだいろいろあるけれど，日常診療で見られる範囲ではこれだけでいいよ。ただし，大事なことがもう1つ。

> **低カリウムでは不整脈が増加**

実際の臨床では，心室性期外収縮(PVC)や心房性期外収縮(PAC)など不整脈の増加で低カリウム血症が見つかることも多いんだ。特に最近は，利尿剤や漢方薬の連用によって低カリウムになっている人が多いので注意が必要だ。

もちろん，高カリウムも高度になると，心停止や心室細動を起こすこともあるので見逃しては大変だ。特に腎不全の患者さんでは注意してほしい。

カルシウムの異常

次はカルシウム。

> **高カルシウム：QT時間の短縮**
> **低カルシウム：QT時間の延長**

カルシウムの異常は，**QT時間が変化**することが特徴と覚えておこう。QTの延長は薬物の副作用などでもしばしば見られるので，注意が必要だよ。

Chapter 6 ● こんな心電図も知っておきたい

カリウムの異常

高カリウム血症の心電図

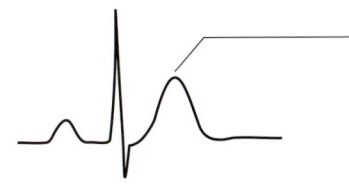

T波増高，とんがりテント状T波
（QT短縮）

低カリウム血症の心電図

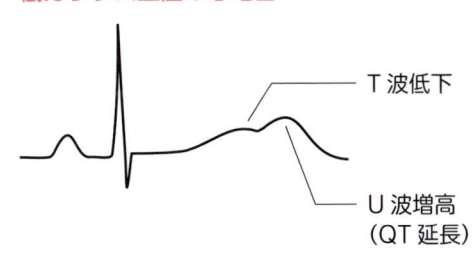

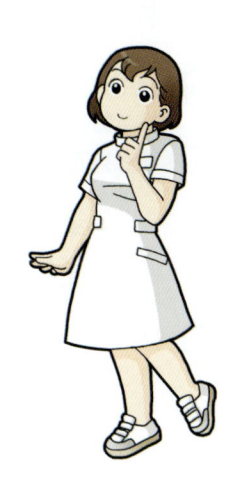

T波低下

U波増高
（QT延長）

カルシウムの異常

高カルシウム血症の心電図

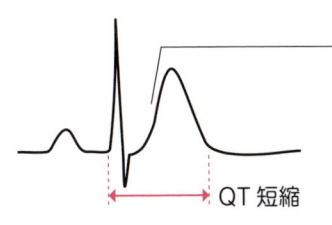

ST部分短縮

QT短縮

低カルシウム血症の心電図

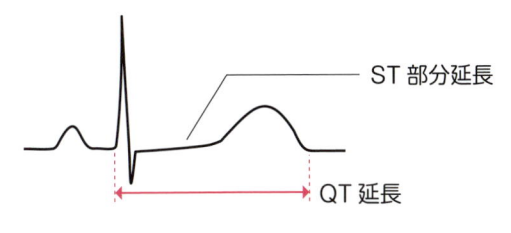

ST部分延長

QT延長

これらの異常は臨床でよく見られるから知っておいてね

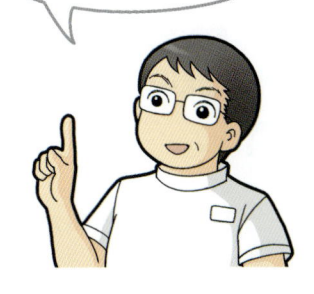

2 薬物の影響も忘れないで

ジギタリス

ジギタリスは古くからある薬だけれど，いまだに重要な治療薬だ。でも，投与量の調節は少し難しいんだ。そこで，ジギタリスが心電図に与える影響を見ておこう。

> ジギタリス効果：ST低下（盆状），PQ延長，QT短縮，徐脈
> ジギタリス中毒：多彩な不整脈（ブロック，頻脈，期外収縮など）

「**ジギタリス効果**」とは，ジギタリスが「効いている」証拠ともいえるのだけれど，患者さんにとってはちょうど良い場合も多すぎる場合もあるんだ。ジギタリスの**血中濃度**を調べてみると良いのだけれど，患者さんの自覚症状なども大事だ。特に**食欲不振，嘔気などの胃症状**がある時は，多すぎる可能性が高いね。

ジギタリス製剤を飲んでいる患者さんが，**いろいろな不整脈**を呈した時は，**ジギタリス中毒**を必ずチェックしなくてはならない。

その他の薬

その他のいろいろな薬でも，心電図や脈に影響を与えることが知られている。全部なんて覚え切れないね。でも，不整脈の患者さんを見たら，どんな薬を飲んでいるかチェックすることは忘れないでほしい。他の科や他の病院から処方を受けている場合もあるから，注意して下さいね。

右に代表的な薬物を示したけれど，中でも**抗不整脈剤**には**QT延長**や，**不整脈を誘発**するものがあるので要注意だ。

抗不整脈剤が不整脈を起こすんですか？

めんどうだが，そういうこともありうるということ！

薬物の影響

ジギタリスの心電図への影響

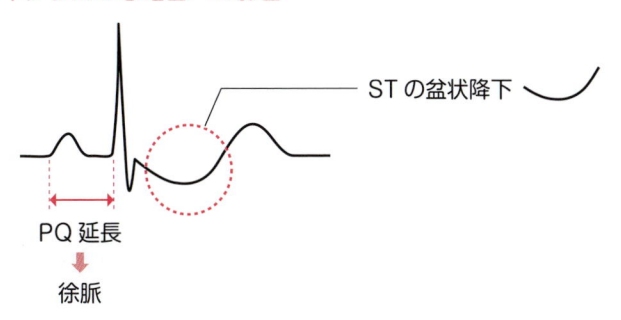

STの盆状降下

PQ延長
↓
徐脈

ジギタリス中毒の心電図
多彩な不整脈
- 洞性徐脈，洞停止
- 上室性，心室性期外収縮〜頻拍
- 房室ブロック（Ⅰ〜Ⅲ度）

こんなふうに薬が影響することもあるのよ

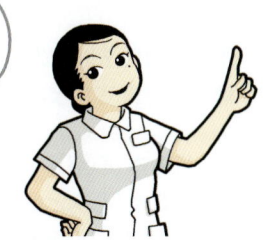

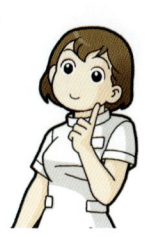

はい！注意しないといけませんね

注意すべき薬物と心電図（代表的なもの）
- 頻脈を起こしやすい薬剤
  - 昇圧剤，イソプロテレノール，アトロピン，ブスコパンなど
  - 気管支拡張剤，甲状腺ホルモン剤，向精神薬
  - 降圧剤（カルシウム拮抗剤など）
- 徐脈を起こしやすい薬剤
  - ジギタリス，降圧剤（βブロッカー，ジルチアゼムなど）
- 不整脈を起こしやすい薬剤
  - ジギタリス，抗不整脈剤，向精神薬など
  - 利尿剤，漢方薬など（←カリウム低下）

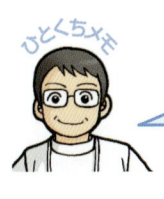

3 ペースメーカーについても少しだけ

👩 ペースメーカーが入っている患者さんも多いのですが…。

👨 ペースメーカーについては1冊の本になるくらい，大事なことがいっぱいあるけれど，基本だけ少し勉強しよう。

体外式ペースメーカーと植込み型ペースメーカー

👨 徐脈性不整脈で緊急時には，まず心拍数を確保するためにIVHのように電極カテーテルを入れて，ペーシングを始めることがある。これを**体外式ペーシング（一時的ペーシング）**という。

これに対して，ずっとペースメーカーが必要な状況では，前胸部や腹部に本体を埋め込んでしまう。これが**植込み型ペースメーカー（永久ペースメーカー）**だ。

ペースメーカーの種類

👨 ペーシングの仕方と表現法は別の本で勉強してもらうことにして，ここでは代表的な3種類を覚えてしまおう。

> **VVI** ：リード1本（心室） ➡ 心室を感知，心室を刺激
> **DDD**：リード2本（心房と心室） ➡ 両方感知，両方刺激
> **VDD**：リード1本 ➡ 心房を感知，心室を感知・刺激

👨 ちょっと難しいけれど，**DDD**は生理的ペーシングといって，心房と心室をうまくペーシングすることができ，応用が利くのでたいていはこのタイプだ。これに対して，**VVI**は心室だけだから，徐脈性心房細動の人などに多く用いられる。**VDD**は房室ブロック用の特別なペースメーカーだ。
体外式ペースメーカーは，一般的には**VVI**型の作動になるね。

Chapter 6 ● こんな心電図も知っておきたい

ペースメーカー

体外式ペースメーカー
一時的ペーシング

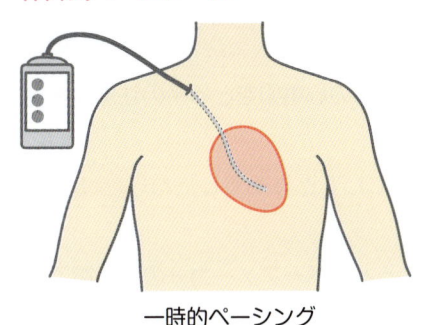

植込み型ペースメーカー
永久ペースメーカー

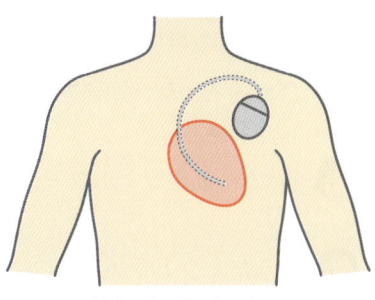

ペースメーカーの種類

VVI リード1本
心室を感知・刺激

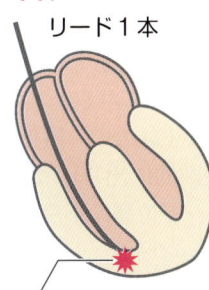

DDD リード2本
心房を感知・刺激
↓ タイミングを合わせて
心室を感知・刺激

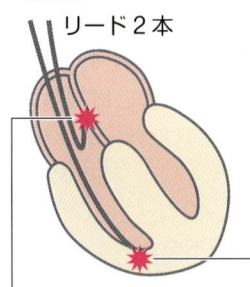

VDD リード1本
心房は感知だけ
↓ タイミングを合わせて
心室を感知・刺激

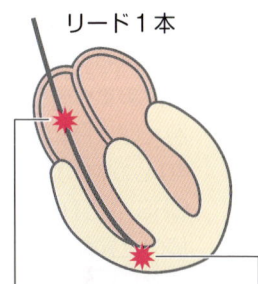

ペーシングモードを表現するためのコード

VVI, DDDなどは、ペーシングモードを表現するためのコードを組み合わせたものだ。それぞれの文字の意味は次のとおり。
- 1文字目:刺激部位
   A:心房, V:心室, D:心房と心室
- 2文字目:感知部位
   A:心房, V:心室, D:心房と心室
- 3文字目:タイプ
   I:抑制型, T:同期型, D:抑制/同期型, O:固定型

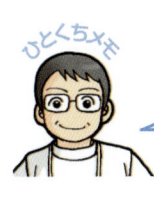

4 ペースメーカーの心電図を見てみよう

- ペースメーカーをつけている患者さんの心電図をとる時の注意点を覚えているかな？
- 「ハム・筋電フィルター」を「OFF」にしてとるんでしたね（参照 26ページ）。
- そうだ，フィルターを「OFF」にすると，ペースメーカーの刺激電流を鋭い針状の**スパイク**として見ることができる。このスパイクと心電図の対応を見ていくとペースメーカーの作動状況がわかる。

♥ ペーシング不全の心電図

- 正常のペーシングの場合は，スパイクに引き続いて **P** あるいは **QRS** が見られる。もし，スパイクだけでそのあとに心電図が反応していなければ，まず**ペーシング不全**を疑うことになる。
例えば，「毎分 60 に設定されたペースメーカーのはずなのに，脈拍数が 40 しかない。心電図ではスパイクは毎分 60 で規則的に出ているのに，QRS はこれとは全く別に 40 だ…」という時は，リード位置の不良や，閾値の上昇による**ペーシング不全**が強く疑われる。こんな時は，ドクターに連絡したほうがいいな。

♥ デマンドとセンシング不全

- 最近のペースメーカーは常にその心臓自体の脈（**自脈**）を感知している。そして，もし設定以下の自脈しかなければペーシングし，設定以上の自脈があれば，ペーシングは休むようになっている。これを**デマンド**というんだ。
もし，感知が悪ければ，自脈が十分あるのにペーシングが出てくるから，自脈とスパイクがぶつかったり，リズムを乱したりする。これが**センシング不全**だよ。

Chapter 6 こんな心電図も知っておきたい

ペースメーカー心電図の例

心室ペーシング(VVI)

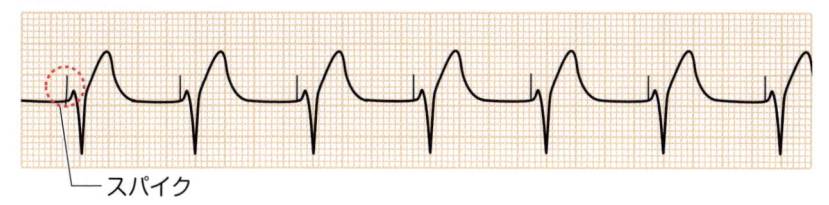

スパイク

心房-心室ペーシング(DDD)

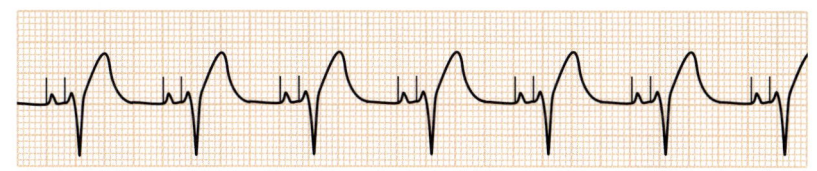

ペーシング不全

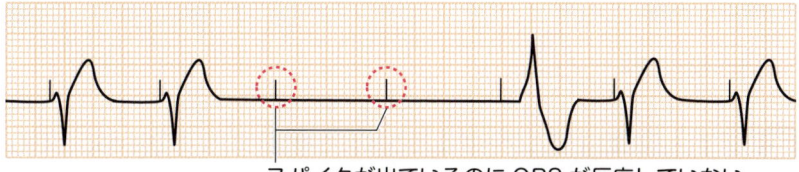

スパイクが出ているのに QRS が反応していない

デマンド

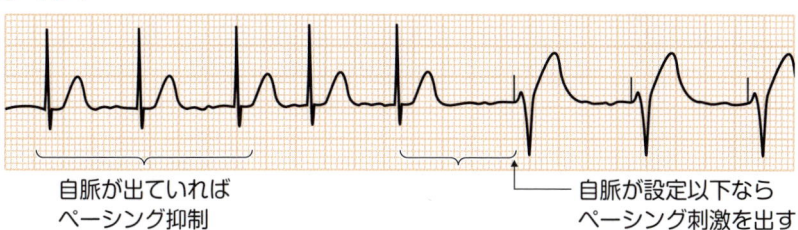

自脈が出ていれば
ペーシング抑制

自脈が設定以下なら
ペーシング刺激を出す

センシング不全

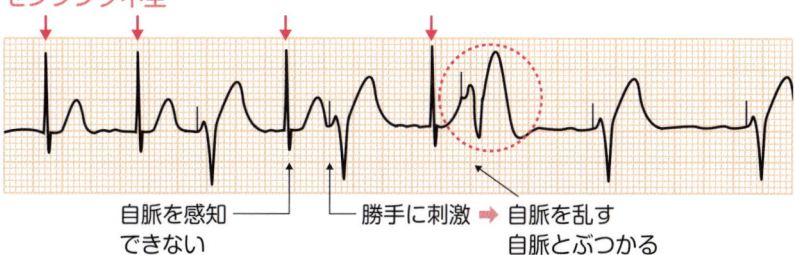

自脈を感知
できない

勝手に刺激 ➡ 自脈を乱す
自脈とぶつかる

147

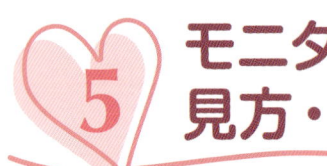

5 モニター心電図の見方・考え方①

- 君たちの病棟でも心電図モニターはあるよね？
- 病室の患者さんからのモニター心電図が，ナースステーションのディスプレイに表示されるようになっています。また，観察室ではベッドサイドでモニターすることもできます。
- それでは，モニター心電図で何を見たら良いのだろう？

> **＋ モニター心電図で注目するところ**
> ① 心拍数
> ② 不整脈
> ③ ST 変化

心拍数のモニター

まず，心拍数をモニターすることは，心電図モニターの基本だ。でも，いくつか注意しなければいけないポイントがあるよ。

モニターディスプレイには，心電図波形の横に心拍数の数字が表示されているけれど，この数字をそのまま信じるのは危ない。例えば，QRS が小さかったり，体位や電極の接触などで QRS が変化した時には，正しい数を数えてくれない。また，ノイズや筋電図などが入り込んでも，ダメだね。

もう 1 つよくあるパターンに，**倍カウント**がある。QRS と T が同じくらいの高さの時に両方を数えてしまうので，心拍数を倍に表示してしまうことだ。

どんな時も数字だけを信じないで，心電図をよく見ること。そして，患者さんのところに行って実際の脈拍数も数えてみること。さらに必要なら，電極の位置を変えて貼りなおしてください。

Chapter 6 ● こんな心電図も知っておきたい

モニター心電図

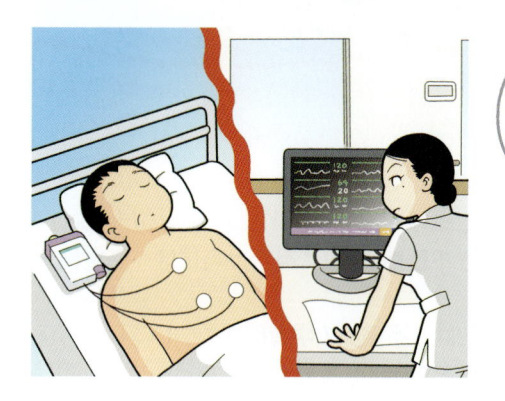

心拍数,
不整脈,
ST変化…

モニター画面の一例（多人数 ECG モニター）

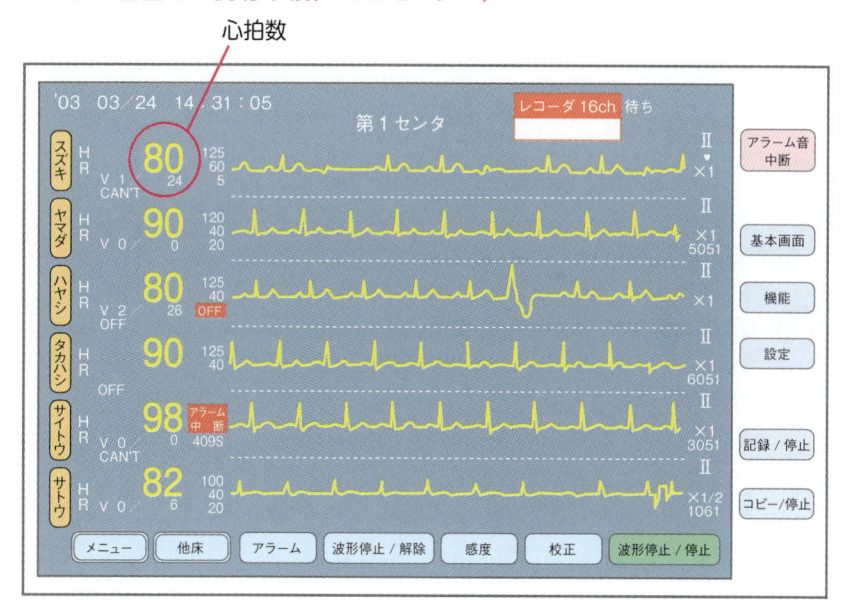

心拍数

倍カウント

150/分

75/分なのにTも数えて，倍の150/分としてしまう

149

6 モニター心電図の見方・考え方②

不整脈のモニター

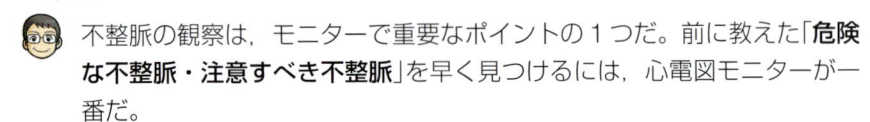

👨 不整脈の観察は，モニターで重要なポイントの1つだ。前に教えた「**危険な不整脈・注意すべき不整脈**」を早く見つけるには，心電図モニターが一番だ。
最近のモニター装置には，**不整脈の学習機能**もついていて，アラームを設定すると不整脈の発生を自動的に知らせてくれるんだ。この時も，患者さんの体動や電極不良などで，判定がすぐに不安定になってしまうので要注意だ。やはり実際の心電図をしっかり自分の眼で見て確かめることと，患者さんの状態を観察することが大切だ。

👩 そういえば，心室細動だと思って病室に走っていったら，家族が患者さんの体をさすっていたことがありました。

👨 モニター心電図不良の原因と対策を右にあげたので，見ておいて下さい。

STのモニター

👨 **STのモニター**は，特に虚血性心疾患を持っている人のリハビリなどで重要だ。いろいろな負荷がかかった時のSTの変化で，狭心症の診断や治療効果の評価などを行うことができる。この時，心電図の変化は，一般にⅡ，Ⅲ，aVfやV$_5$，V$_6$あたりで出やすいから，モニター電極を貼る位置にもちょっと注意してほしい。
右の図に示した位置に電極を貼ると，12誘導心電図でとった波形に似た波形が得られるから参考になる。しかしこれだけでは不十分なことも多いから，胸痛が出現した時には12誘導心電図をとって確認してほしい。

👩 心筋梗塞もモニターで見つけられますか？

👨 たまたま入院していてモニターをつけている時に，急性心筋梗塞を起こせば，STの上昇がわかるけれど，そんなことは循環器科の病棟でも珍しいね。

Chapter 6 ● こんな心電図も知っておきたい

モニター上の不整脈??

本当の心室細動

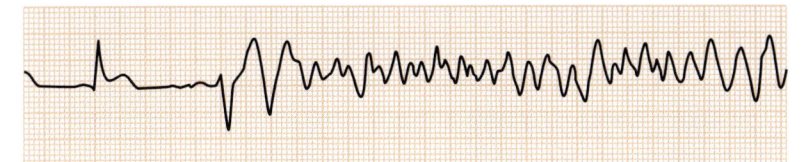

電極不良と体動によるアーティファクト

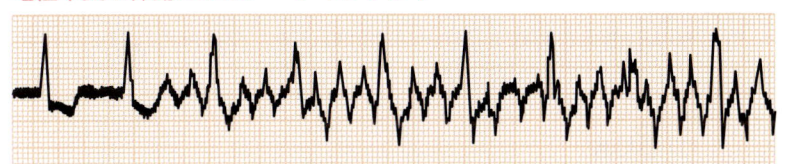

モニター心電図不良の原因と対策
- 交流波の混入 ➡ アースの確認
- 筋電図の混入 ➡ 患者の安静，刺激の除去
- 電極不良 ➡ 接続部の確認
- 電極皮膚接触不良 ➡ 皮膚の清拭，電極貼り替え
- 電極位置不良 ➡ 電極を貼り替える

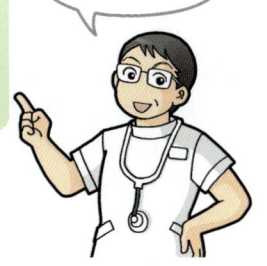

しっかり確認しようね

ST変化を見るモニター電極の位置

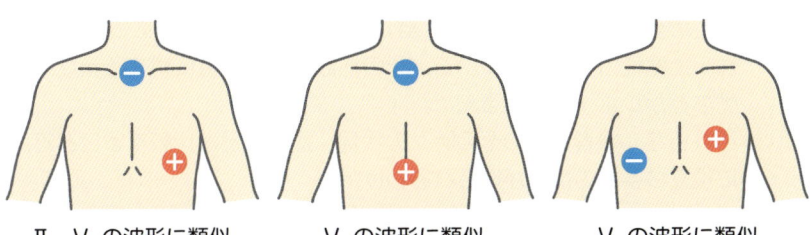

Ⅱ，V_5の波形に類似　　　V_1の波形に類似　　　V_3の波形に類似

7 ホルター心電図について

ホルター心電図（24時間心電図）についても少し知っておこう。
24時間，長時間の心電図を記録再生して分析できる装置だ。胸にシール状の電極を貼りつけ，そこから得られた心電図を記録装置に保存していくんだ。最近の記録装置は小さくて，ベルトに装着できるくらいだから，検査も楽になったね。
ホルター心電図で観察することはやはり，モニターと同じで，

> ✚ **ホルター心電図で注目するところ**
> ① 心拍数
> ② 不整脈
> ③ ST変化

の3つだろう。特に心拍数と不整脈の診断に有用だ。

ナースが注意することはありますか？

普通，ホルターの装着や解析は検査技師の仕事だから，ナースは主に装着時の生活指導だな。
ホルター心電図は入院中にとることもあるけれど，外来での検査で特に有用だ。歩く，働く，食べる，寝る，いろいろな生活状況・負荷の状態での心電図を見ることができる。だから，**いつもと同じ生活**をするように指導してほしい。ホルターをつけたからといって，家のベッドで1日中横になっていた患者さんもいたけれど，それじゃあ意味がないからね。
また，ホルター心電図の良いところは，解析したレポートを見られる点だ。心拍数についていうと，最低・最高・平均の心拍数，また，1日を通しての変動がグラフになって出てくる。さらに不整脈についても，心室性・上室性の不整脈について，その総数，全脈拍数に対する頻度，日内変動などがレポートされるんだ。
これらを，患者さんのその時々の状況・症状などと比較することで，診断に役立つ多くの情報が得られるわけだ。

Chapter 6 こんな心電図も知っておきたい

ホルター心電図

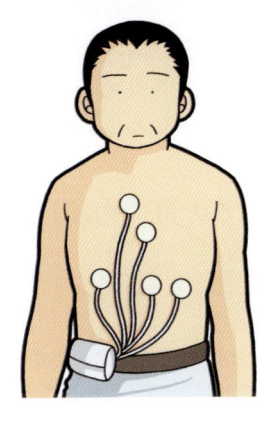

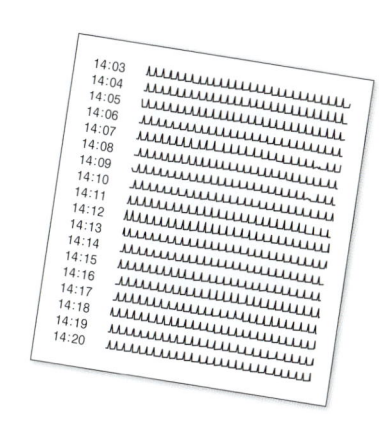

ホルター心電図レポートの一例

記録

検査日　：10/08/22
開始時刻：15:54:00
記録時間：22:33:01
解析日　：10/08/23

心拍数

最高：119 拍/分（00:17 08/23）
最低：　64 拍/分（04:47 08/23）
平均：　84 拍/分

不整脈

◇ 総心拍数　　　　　　　　：112,190 拍
◇ 基本調律　　　　　　　　：111,833 拍（99.68％）
◇ 心室性期外収縮　総数：　　　8 拍（0.01％）
　　　　　　　　　単発：　　　2 拍
　　　　　　　　　2 連発：　　0 回
　　　　　　　　　3 連発以上：1 回
◇ 上室性期外収縮　総数：　349 拍（0.31％）
　　　　　　　　　単発：　346 拍
　　　　　　　　　2 連発：　　0 回
　　　　　　　　　3 連発以上：1 回
◇ R−R 間隔延長
　（2.0 秒以上）　　　　　　：　0 回
◇ Unknown　　　　　　　　：　0 拍（0.00％）

不整脈ヒストグラムの一例

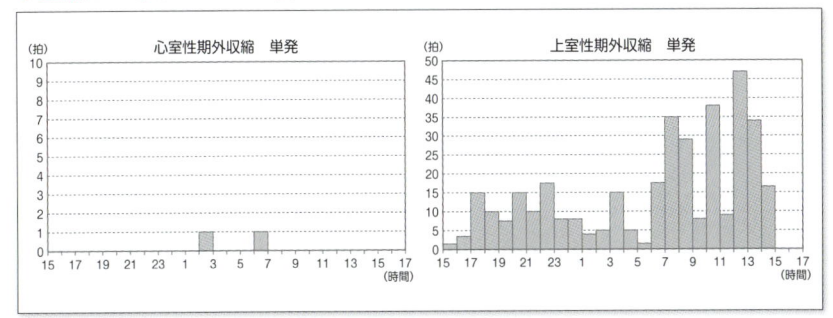

153

8 小児の心電図

子供は小型の大人ではない

ここで，重要なことを追加したい。今まで勉強した内容は，主として成人の心電図の診断に当てはまることなんだ。

大人と子供の心電図は違うんですか？

「子供は小型の大人ではない」ということは，小児科で一番最初に習うことだけれど，心電図においても成人の心電図に当てはまることをそのまま，あるいは単に縮小して小児に当てはめることはできない。
まず，正常でも小児と成人は異なる。

> **＋ 小児心電図の特徴**
> ① 心拍数が多い
> ② 右室優位，右軸偏位傾向
> ③ 大きい QRS
> ④ 胸部誘導での陰性 T
> ⑤ 洞性不整脈が多い
> ⑥ 年齢・成長・性によって異なる

特に，軸偏位や大きい QRS のために，**心室肥大の診断**は成人とは基準が違い，また年齢によっても変化するので注意が必要だ。高校生などでも，心電図だけで簡単に心室肥大とすると，間違うことがありうるよ。
でも，不整脈については，乳幼児で心拍数が多いことを除けば，考え方は一緒だ。**注意すべき不整脈**は同じだからね。
さらに，小児科的には**先天性心疾患**と心電図の関係もとても大事なのだけれど，今回の勉強では省略しよう。興味があったら別の本を読んで勉強してほしい。

Chapter 6 ● こんな心電図も知っておきたい

小児の心電図

子供は小型の大人ではない

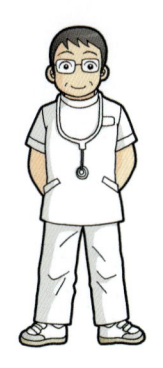

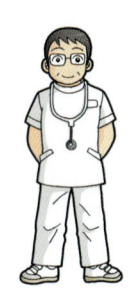

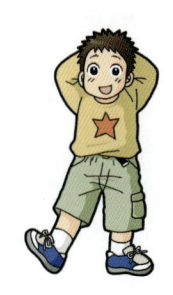

小児の心電図の一例（4歳，女児）

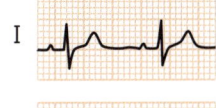

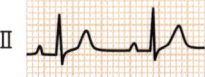

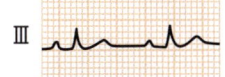

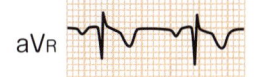

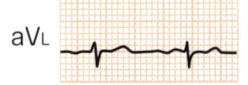

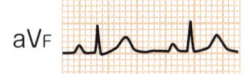

V_1 で高い R，V_1，V_2 で T 陰性だが，正常である

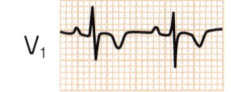

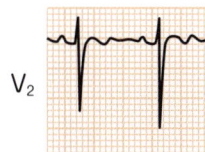

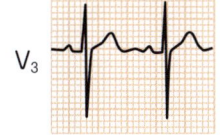

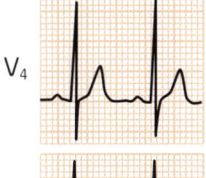

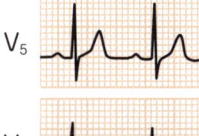

成人とは特徴が違うのよ

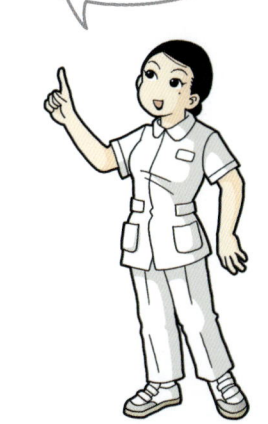

column ❻

心電図モニターとアラーム

　ナースステーションのセントラル・モニターでアラームがピーピー鳴り続けているのに，ナースは知らんぷりで記録作成に専念。「どうせ○○さんがトイレにいっているんでしょう」。
　こんな光景を見たことはないだろうか？　もし本当の心停止や心室細動だったらどうするのだろう？
　たくさんの患者さんにモニターをつけていると，ちょっとしたことであちこちのアラームが鳴ることになる。そうするとナースも慣れっこになってしまうことがあるみたいだ。これはとても怖いことだね。
　本当の危険をすばやく回避するためのアラームなのだから，常に十分に注意して耳をそばだてている必要があるはずだ。場合によっては，本当に必要な人だけに絞ってアラームの設定を行うことも考慮すべきだろう。

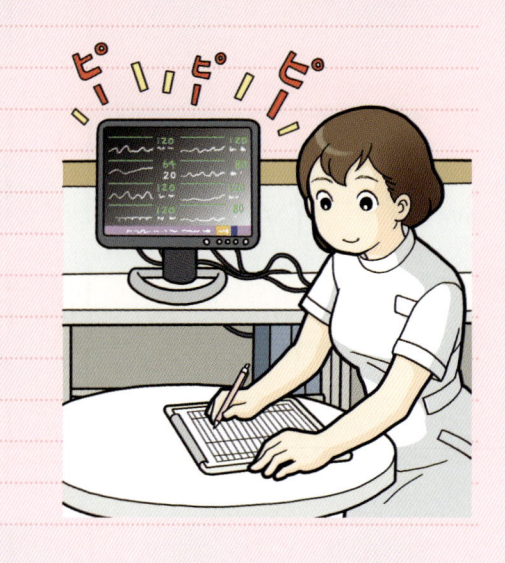

Chapter 7

学んだことを臨床に活かそう

1 心電図を読む練習をしよう①

🧑 さあ，心電図の勉強も終わりに近づいたから，ここらへんで実際の心電図を一緒に見てみよう。
最初の心電図はどうだろう，まずどこから見るかな？

👩 そうですね，まず**リズムはほぼ規則的**ですね。それに，P-QRS-Tがそろっていて，しかも**みんな同じ形**です。つまり**サイナス・リズム**です。

🧑 そうだね。**心拍数**はどれくらいだろう？

👩 **RとRの間隔**が大きいマスで5マスより少し短いくらいです。ということは，60/分より少し多いくらいでしょうか？

🧑 多少の呼吸性のゆれもあるけれど，65前後だろうね。

👩 先生，気づいたことがあります。QRSの形は，なんか普通じゃないと思ったら，幅が広くて，特にV_2ではギザギザになっています。これは，「**右脚ブロック**」ですね。

🧑 よくわかったね。勉強の成果だな。

👩 先生，もう1つ。V_1でRが高くなっています。これは正常ではありません。ルール1とルール2で考えると，心臓の右側方向に強い大きな収縮があるということだから，これは右室肥大ですね。

🧑 おっと，早まってはダメだよ。心室肥大の診断基準はあくまでも，心室収縮が正常でスムーズな時にのみ有効だ。このように**脚ブロックがある時は，心室肥大の判定はできない**。したがって，右室肥大は読みすぎだ。でも，目のつけ所はいいよ。

👩 はい，わかりました。とすると，ⅢでQ波のように見えるのも，心筋梗塞ではなくブロックによるものですね。

🧑 そうだね，ⅡやaVfはQになっていないからね。

Chapter 7 ● 学んだことを臨床に活かそう

心電図を読む①

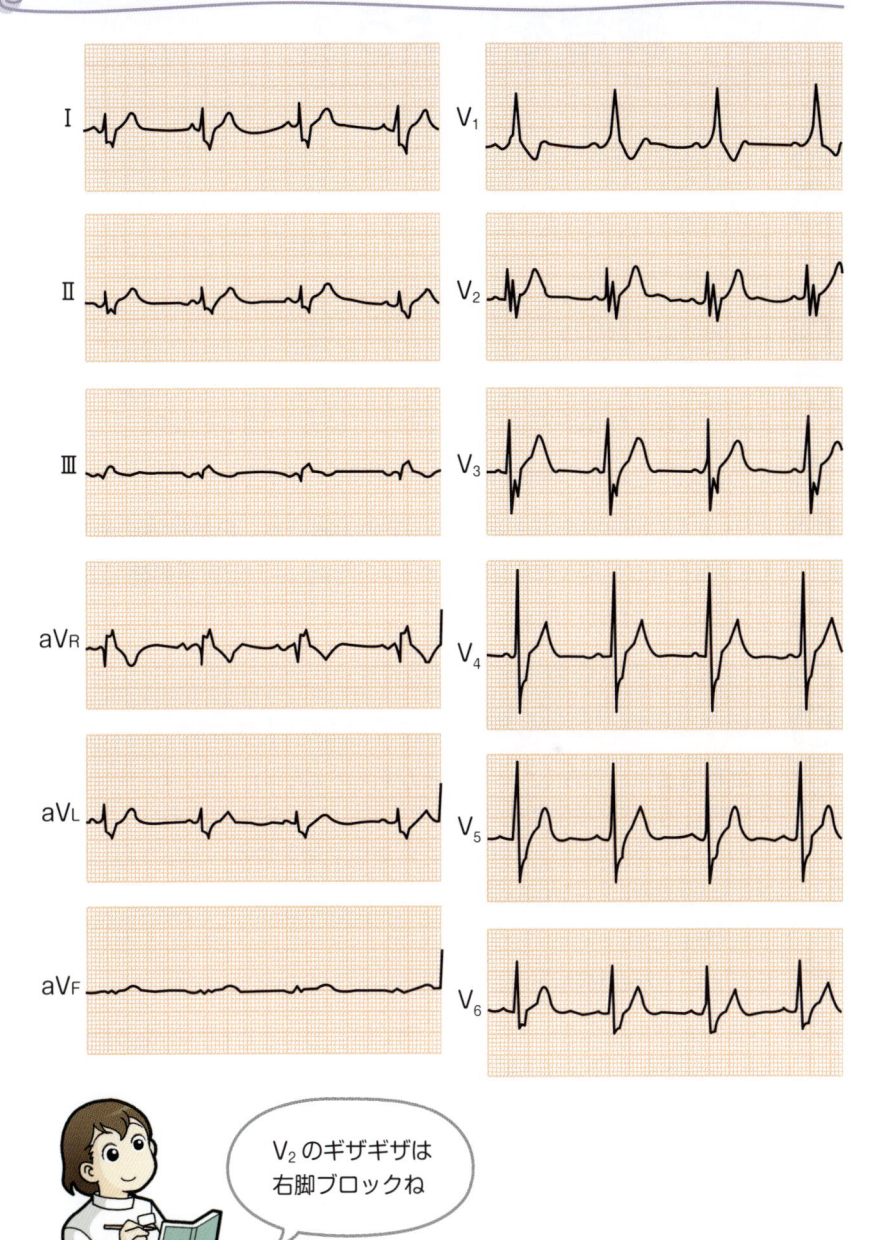

I, II, III, aVR, aVL, aVF, V1, V2, V3, V4, V5, V6

V2のギザギザは右脚ブロックね

2 心電図を読む練習をしよう②

- さて，次の心電図はどうだろう。
- まず，Ⅱ誘導を見るとP-QRS-Tがそろって同じ形が規則的に出ているから，これはサイナス・リズムです。心拍数はRR間隔がほぼ4マスだから，約75/分です。
- ここまでは完璧だね。
- 次に，ⅢとaVfでは，STが低下しています。ということは狭心症かな？あれ，でもⅠやaVlではSTが上がっている！ 困ったなあ。
- そうだね，でも先に胸部誘導のほうも見てごらん。
- あーっ，これは見たことある！ **STの上昇**です。**心筋梗塞の急性期**ですね。V_2，V_3，V_4あたりで上昇が高度だから，これは**前壁梗塞**ですね。
- 左冠動脈前下行枝の閉塞だな。
- V_1，V_2，V_3では**Q波**も見えるようですね。
- ということはもう，少し時間が経っているのでしょうか？
- 心筋梗塞が少しでき上がっているかもしれないね。これは，実は発症から4時間くらいの心電図だからね。
  でも，まだまだ緊急カテーテルで再灌流治療をやるべきだから，胸痛を訴えている患者で，こんな心電図を見つけたらすぐにドクターコールしてほしいね。
- 最初にいった四肢誘導の変化はどうなんですか？
- 心筋梗塞で高度のST上昇を伴う例では，ちょうど梗塞部位の反対側では逆にSTが低下するようになることが多いんだ。また，Ⅰは左方向，aVlは左上方向を示す誘導だから，梗塞部に引っ張られる形で少し上昇しているね。いずれにしても，**ST上昇部分に注目**してほしい。

Chapter 7 ● 学んだことを臨床に活かそう

心電図を読む②

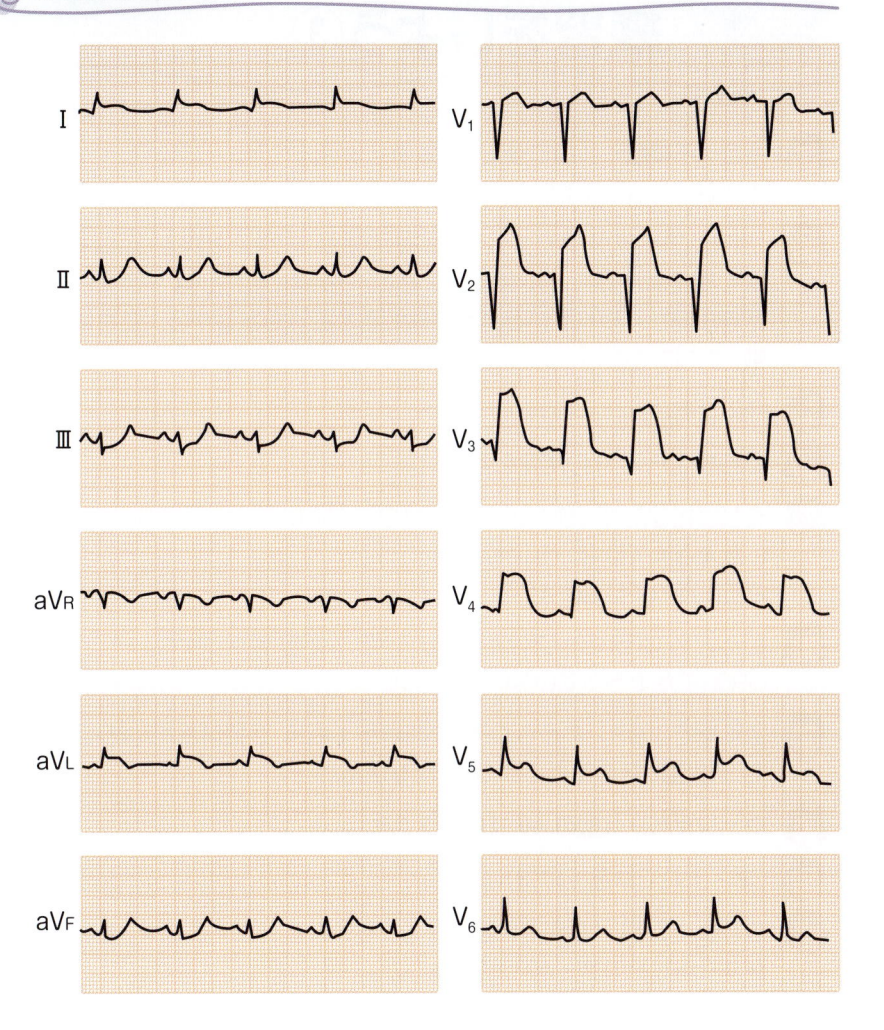

Ⅰ　Ⅱ　Ⅲ　aV_R　aV_L　aV_F　V_1　V_2　V_3　V_4　V_5　V_6

STが上昇しているから心筋梗塞の急性期！

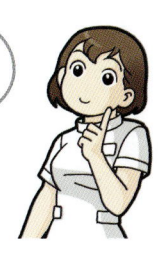

3 心電図を読む練習をしよう③

- 今度は**不整脈**についてちょっと練習しよう。
  まず**(1)**の心電図はどうかな。
- これは QRS の出るリズムが不規則ですね。でも，出ている QRS は幅も狭くて正常だし，みんな同じ形です。そうか！ P がはっきりしません。基線が細かくゆれているように見えるところもあるから，これは「**心房細動**」ですね。
- そのとおり。
- 心拍数は R と R の間隔を見て…。
- それは無理だね。RR が一定で規則正しい時にだけ使える方法だよ。実際に数えなくてはならないね。
  さて，それでは**(2)**は？
- こんども QRS の出方は不規則だけれど 2 個ずつですね。そうか，P と QRS-T がそろっていないんですね。
- よく見てごらん，P から QRS の間隔が 1 拍目，2 拍目とだんだん広くなって 3 拍目の P のあとには QRS がないんだ。
- **ウェンケバッハ型の AV ブロック**です。
- OK。それでは最後の**(3)**は？
- これは，QRS は規則的に登場しているけれど，ずいぶんゆっくりですね。かなりの徐脈です。40 台でしょうか。
- P はどうだい？
- あっ，P は 80/分くらいで勝手に出ている。そうか，P がちゃんとリズムを出しているのに，QRS に全くつながっていないんだ。心室のほうは自分のリズムで別に動いているんですね。これは，「**完全房室ブロック**」です。
- そうだ，この患者さんは結局，心臓ペースメーカーを植込んだよ。心電図の見方がだいぶわかってきたようだね。

心電図を読む ③

心電図(1)

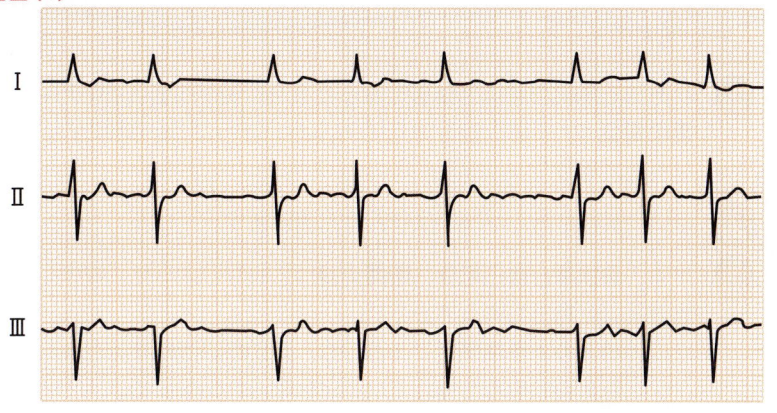

I
II
III

心電図(2)

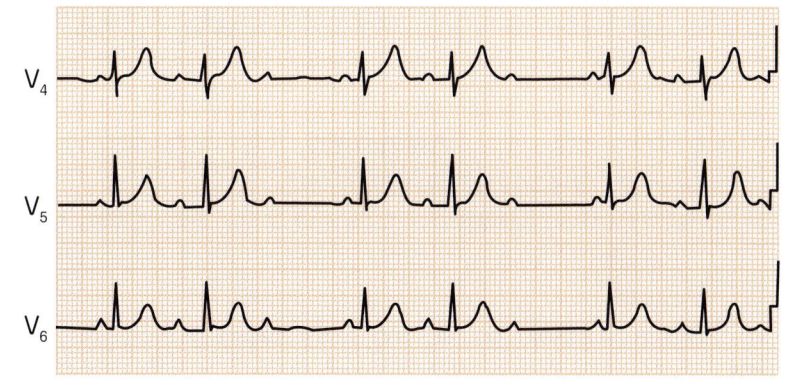

V₄
V₅
V₆

心電図(3)

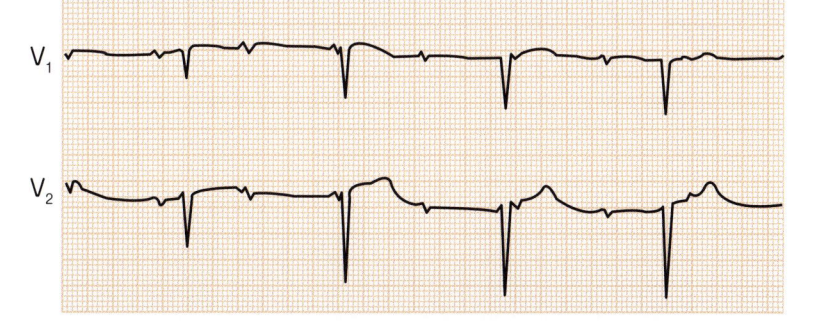

V₁
V₂

4 「ナースからの理想の電話」をもう一度

🧑 さあ，心電図の勉強も最後になったから，最初に読んだ「**ナースからの理想の電話**」を一緒に読み直してみよう。どうだい，意味がわかるようになっただろう？

👩 はい，最初に読んだ時とはぜんぜん違います。

🧑 まず，❶**挨拶と自己紹介，所属病棟**は忘れないように。夜中に電話される当直医の気持ちも考えてみてね。
次に，❷**どのような患者**であるのか，だいたい説明すること。さすがにドクターも全部の患者を覚えているとは限らないからね。
さて，次はナースの得意なところ。最初に❸**症状の説明**だね。いつから，どんな症状があるのか，大事なところをまとめて報告する。この電話では，❹**ニトログリセリンの効き目**についても報告しているね。ニトログリセリンが本当に効く時は5分以内で効くことが多いから，**時間経過**も大事だよ。
そして，心電図の前に，❺**患者の状態**。血圧・脈拍・呼吸・意識状態などの**バイタルサイン**は最低限必要な情報だ。
それからいよいよ心電図だ。まず，❻**モニターを見て危険な不整脈がない**ことを確認している。「サイナス」「連発」「ラン」などという言葉も今はわかるよね。
❼最後に**12誘導**。Ⅱ，Ⅲ，aVfで**ST上昇**ということは？

👩 急性心筋梗塞！　下壁ですね。発症したばかりかもしれない。

🧑 そのとおり！　勉強の成果が出ているね。電話では，❽**入院時の心電図と比較**しているけれど，これもいい方法だ。
心電図診断の**ステップ3**までわかったうえで，**ステップ2**，すなわち**正しく表現**できているから，ドクターに伝わるんだね。

ナースからの理想の電話

❶ もしもし，先生ですか？ 夜遅くすみません。
2階病棟の看護師○○です。

❷ 今朝，狭心症の疑いで検査入院したAさんなんですけど，

❸ 11時ごろから胸が苦しいっていっているんです。

❹ 指示にあったので，ニトログリセリンを舐めさせたんですけど，15分経っても効果がなくて，冷や汗をかきながら苦しがっています。

❺ 血圧は140の75で，脈は75ですが不整です。

❻ モニターで見る限りでは，基本のリズムはサイナスです。PVCが散発していますが，連発やランはないようです。

❼ 12誘導もとってみたところ，Ⅱ，Ⅲ，aV_FでSTが10 mmくらい上昇しているんです。

❽ 入院時にとった心電図でも少し上がって見えるんですけど，今のSTはそれと比べてもはっきり上昇しています。
先生，どうしたら良いでしょうか？

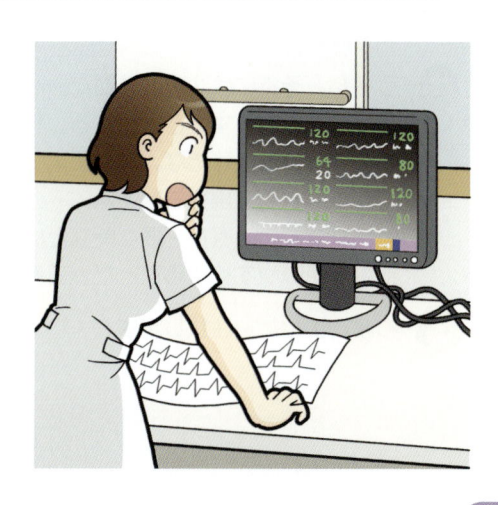

5 ドクターを待つ間に ナースができること①

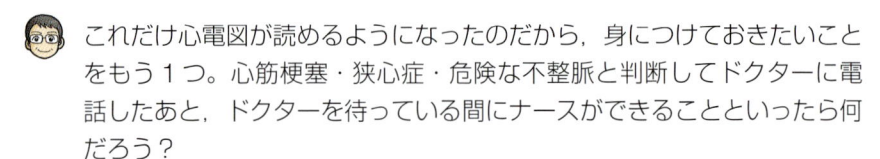

🧑 これだけ心電図が読めるようになったのだから，身につけておきたいことをもう1つ。心筋梗塞・狭心症・危険な不整脈と判断してドクターに電話したあと，ドクターを待っている間にナースができることといったら何だろう？

👩 第一は，やはり患者さんの観察ですよね。

♥ 患者さんを観察する体制作り

🧑 そのとおり。心疾患の場合は短い時間で状態が変化することが珍しくないし，さらにそれが命にかかわることも多いね。
だから，**患者さんの状態を継続的に観察できる体制**を作ることが重要だな。
患者さんの危険度が高い時には，常に1人がそばにいてバイタルサインなどをチェックできることが望ましいから，人員の確保も時には必要だ。
また**ベッドサイドにモニター**が欲しいね。
危険度が高くないと判断されても，誰かが継続的に観察できるように**心電図モニター**を装着，設定することは最低でも必要だ。

👩 それなら，ナースステーションの隣にある観察室に連れてきたら問題なしですね。

🧑 うーん。それには注意が必要だ。心筋梗塞や不整脈では，ベッド移動の負荷だけでも急変することがある。移動に関してはドクターと相談して許可を得たほうが無難だな。場合によっては，ドクターを待って一緒に移動したほうが安全な場合もあるよ。
除細動などの処置が必要な時などは，同室の患者さんに移動してもらって部屋を使いやすくすることだって考えていいね。

👩 わかりました。注意します。

Chapter 7 ● 学んだことを臨床に活かそう

1人で大丈夫？

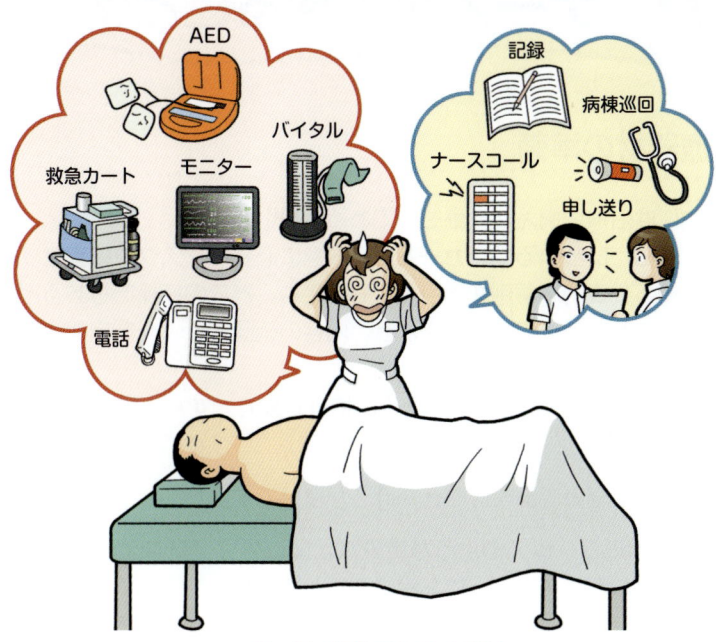

救急カート / AED / モニター / バイタル / 電話

記録 / 病棟巡回 / ナースコール / 申し送り

ヘルプを頼むことも大事！

どこにあるか知ってる？

緊急時にあわてないために
- ドクター，スタッフの電話番号リスト
- 各種マニュアル
- 救急カート
- 気管挿管セット，CVセット
- 機器の保管場所
    心電計
    除細動器/AED
    モニター
    人工呼吸器　など
- 資料の保管場所
    古い心電図
    X線　など

機器を使用，移動する際は院内連絡を忘れずにね

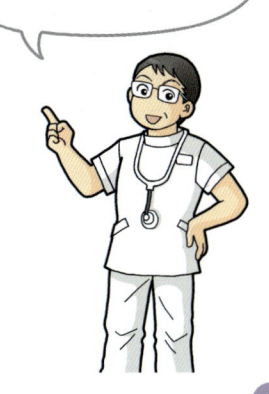

6 ドクターを待つ間に ナースができること②

治療器材の準備

次には治療に備えた準備もしてあると良いね。
まずは，いわゆる救急カートだ。救急に必要なマスクや挿管セット，救急で使う代表的な薬剤をそろえたものだね。どこの病棟でもあると思うけれど，これを近くに持って来よう。内容の確認チェックを定期的に行っておくことも忘れずにね。
また，除細動器か AED を近くに持って来て，すぐに使えるようにしておこう。

マスクや経鼻で酸素は与えたほうが良いですか？

CO_2 ナルコーシスのような特殊な状態以外は少量与えておくのは良いと思うけれど，ドクターにも相談すると良いね。

情報の整理

さらにナースとして大事なことは情報の整理だな。主治医でも患者さんの最近の状態をすべて把握しているわけではないし，ましてや当直医にとっては患者さんの情報がとっても大切だ。
カルテを見ればわかることもあるけれど，どのような患者で，いつからどんな治療や薬物投与を受けているのか？ 特に最近の患者の状況や，現在の状態にいたる経過はどのようなものだったのか？ これらをすばやく的確にドクターに知らせられるように準備しておいてほしいな。
できれば，最近の心電図・画像・検査結果などもすぐに見られるように出しておいてくれると助かるね。

はい，頑張ります。

Chapter 7 ● 学んだことを臨床に活かそう

救急カートに常備するもの

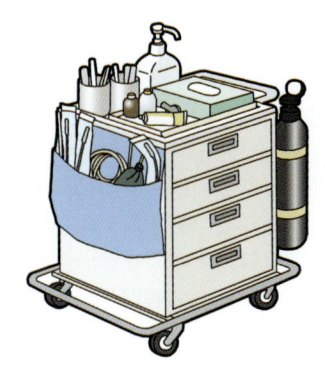

- 注射器
- 注射針
- 輸液セット
- 酸素マスク
- アンビューバッグ
- エアウェイ
- 気管チューブ
- 気管挿管セット
- 吸引チューブ
- 消毒用具
- 手袋
- マスク
- ガウン
- 救急用薬剤
- 輸液製剤
- ヘパリン加生食
- ライト
- ピンセット
- はさみ，メス
- コッヘル鉗子など
- 絆創膏類
- 胃管チューブ

しっかり準備して，落ち着いて

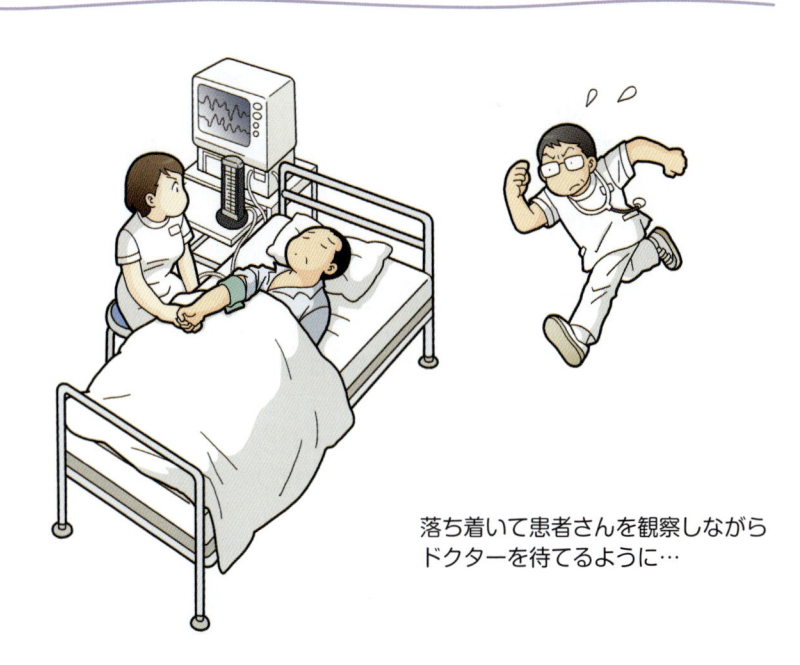

落ち着いて患者さんを観察しながら
ドクターを待てるように…

169

7 これからのナースに望むこと

終わりに，僕が考えている「これからのナースに知っておいてもらいたいこと」を伝えておきたい。

ナースの専門化に対応するために

ナースはナースにしかできないことを行う…という方向はすでにはっきりしているところだけれど，さらに専門化が進んで「**専門ナース**」や「**認定ナース**」を設定する動きもさかんになっているね。ナースも自分自身で判断する力を要求される時代だから，**心電図**についても，**専門化に対応する知識・技術**の1つとして意識して身につけることが大切になってくるよ。

ナースの責任も考えよう

医療過誤は最近大きな問題になってきている。一時代前までは，すべてはドクターの管理責任になってナースの責任が問われることはほとんどなかった。しかし，最近はナースのミスとしてナースが起訴された事例も多くなっているのが現状だ。

例えば，不整脈などを疑ってモニターを装着している患者さんの異常を見逃すようなことがあれば，ナースの責任も問われることがあるだろう。**看護における責任**というのも考えるべき問題だ。

基本は患者さん中心の医療

なんといっても，**医療と看護の中心は患者さん**だ。特にナースはドクターより患者さんに一歩近いところにいることができるよね。心電図や医療機器，検査やデータも大事だけれど，それらに振り回されることなく，常に患者さんを人間として温かい気持ちで見つめ，接し，気持ちを理解してあげられることが大切だ。

みんなが，すばらしいナースになることを期待しているよ。

はい，頑張ります。今日はありがとうございました。

Chapter 7 ● 学んだことを臨床に活かそう

これからのナースに望むこと

専門化に対応する
知識・技術

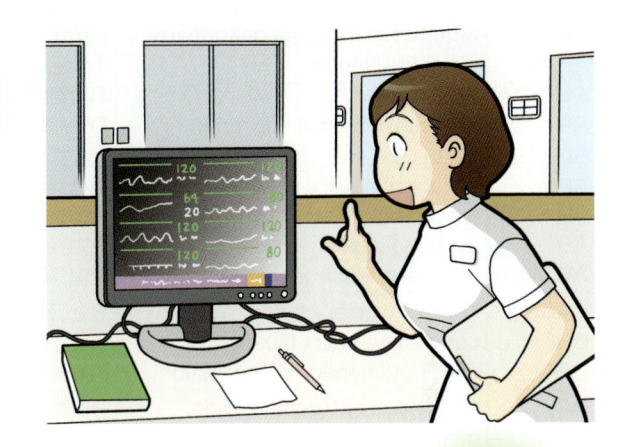

看護における
責任

医療と看護の
中心は患者さん

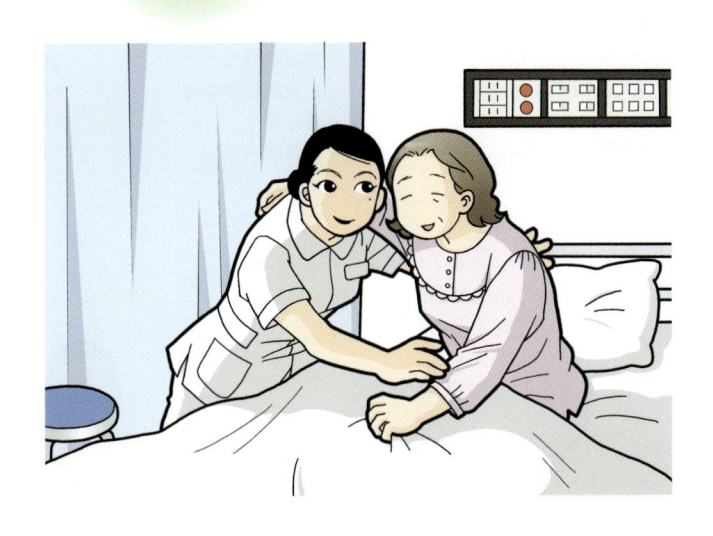

心電図に関連した略語一覧（ABC順）

略語	英語	日本語	関連頁
ACS	acute coronary syndrome	急性冠症候群	93
AED	automated external defibrillator	自動体外式除細動器	126
AF（Af）	atrial fibrillation	心房細動	118
AFL（AF）	atrial flutter	心房粗動	122
AMI	acute myocardial infarction	急性心筋梗塞	84
Ao	aorta	大動脈	16, 18
APC	atrial premature contraction	心房性期外収縮	108
AR	aortic regurgitation	大動脈弁閉鎖不全	73
AS	aortic stenosis	大動脈弁狭窄	73
AV block	atrioventricular block	房室ブロック（AVブロック）	130
CABG	coronary artery bypass grafting	冠動脈バイパス手術	
CHF	congestive heart failure	うっ血性心不全	
CPR	cardiopulmonary resuscitation	心肺蘇生	124
DC	direct current（defibrillation）	直流除細動	126
DCM	dilated cardiomyopathy	拡張型心筋症	128
ECG	electrocardiogram	心電図	20
EKG	Elektrokardiogramm（ドイツ語）	心電図	20
HCM	hypertrophic cardiomyopathy	肥大型心筋症	72
HR	heart rate	心拍数	64, 106
HT	hypertension	高血圧	7, 73
IHD	ischemic heart disease	虚血性心疾患	80
IVC	inferior vena cava	下大静脈	16, 18
LA	left atrium	左心房	16, 18
LAD	left anterior descending（artery）	左冠動脈前下行枝	80, 86
LBBB	left bundle-branch block	左脚ブロック	76
LCA	left coronary artery	左冠動脈	80
LCX	left circumflex（artery）	左冠動脈回旋枝	80, 90
LV	left ventricle	左心室	16, 18
LVH	left ventricular hypertrophy	左室肥大	72

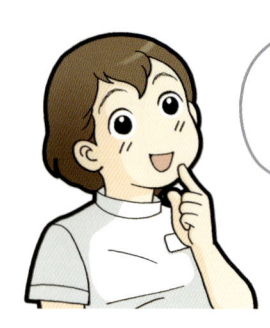

心電図がわかってきたら，略語も自然に覚えられたみたい

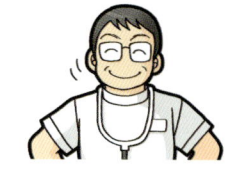

略語	英語	日本語	関連頁
MI	myocardial infarction	心筋梗塞	82
MR	mitral regurgitation	僧帽弁閉鎖不全	71, 73
MS	mitral stenosis	僧帽弁狭窄	71
PA	pulmonary artery	肺動脈	16, 18
PAC	premature atrial contraction	心房性期外収縮	108
PAF	paroxysmal AF	発作性心房細動（パフ）	118
PAT	paroxysmal atrial tachycardia	発作性心房頻拍	115
PM	pacemaker	ペースメーカー	144
PMI	pacemaker implantation	ペースメーカー植込み	144
PR	pulse rate	脈拍数	100, 106
PSVT	paroxysmal supraventricular tachycardia	発作性上室性頻拍	114
PVC	premature ventricular contraction	心室性期外収縮	110
RA	right atrium	右心房	16, 18
RBBB	right bundle-branch block	右脚ブロック	76
RCA	right coronary artery	右冠動脈	80
RV	right ventricle	右心室	16, 18
RVH	right ventricular hypertrophy	右室肥大	74
SA block	sino atrial block	洞房ブロック	104
SSS	sick sinus syndrome	洞不全症候群	104
SVC	superior vena cava	上大静脈	16, 18
UCG	ultrasonic cardiography	超音波心臓検査（心臓エコー）	120
VF(Vf)	ventricular fibrillation	心室細動	124
VPC	ventricular premature contraction	心室性期外収縮	110
VT	ventricular tachycardia	心室頻拍	116

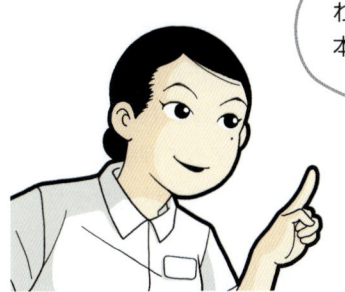

わからない用語があったら，本を読み返してみましょう

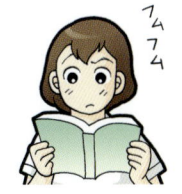

あとがき

　私はこれまでとてもたくさんの心臓疾患・高血圧・動脈硬化の患者さんを診てきましたが，その数はさらに増加傾向にあるようです。また，循環器科以外の科で診療が行われている患者さんにも，心血管疾患や高血圧の合併が非常に多く，注意が必要な状況です。
　このような中で，ナースと一緒に患者さんを見たり，毎年入ってくる新人ナースの教育にたずさわっているうちに，私は，ナースの心電図学習は，医学生や医師が心電図を学ぶのと同じ方法ではいけないのではないかということに気づきました。解剖・生理から始めて，心電図のしくみを学び，各種疾患における心電図を理解していくことはもちろん同じなのですが，ナースにとっては，まず患者さんの状態を把握し，自分で心電図をとり，それを的確にドクターに報告することが重要であり，この基本を身につけることを優先的に行うべきだと考えたのです。
　例えば，「電気軸は何度だ？」とか「副伝導路の種類は？」などとナースに電話で尋ねるドクターなんて絶対にいません。また，ドクターにとっても難しい心室内変行伝導の診断などをナースに要求することはまずありません。その一方，「AFかサイナスか？」「STは上昇しているか？」などについては，きちんと理解してドクターに報告できないと困るわけです。
　ところが，たくさんのナース向けの心電図テキストを見てみましたが，このへんのことがわかっている本はほとんどないようです。医学生向けの本をただやさしい言葉に置き換えただけのもの。すべての疾患をもれなく記載しようとしてやたらに厚いもの。イラストは多いのにその理論的な説明がないため，かえって理解しにくいものなどなど，私が望むナース向けの心電図テキストはありませんでした。
　また，院内外での心電図講習やセミナーの講師を務めるうちに，

ナースの苦手なポイントというのもわかってきました。刺激伝導系や，イオンの出入りというのは代表的なもので，せっかく心電図のテキストを買ってもこのあたりで脱落する人が多いこともわかりました(しかも，これらはテキストの始めのほうに出てきます)。

　こういったことから，心電図の専門家ではない私がとうとう心電図のテキストを書くことになったのです。しかし，書くからには従来のテキストとは違ったものを書きたいと思いました。最初に出てくる「心電図診断の４つのステップ」はその考え方の中心です。すなわち，ナースに最低限知っておいてほしいことを重点的に，しかもわかりやすく整理して解説し，ナースの心電図入門に必要ないと思われる部分は思い切って省略しました。また，Dr.Oとの会話でポイントを追っていくうちに，心電図の基礎から臨床までが自然に理解できるように構成しました。

　「心電図は難しいものと逃げていたけれど，この本をきっかけに理解できるようになった」，「いきなり患者さんの対応で心電図が必要になった時も，この本を読んでいたので慌てずに済んだ」。そんなふうに本書が利用されることを願ってこの本を書きました。少しでも皆さんのお役に立てれば幸せです。

　なお，本書の発刊およびリニューアルに際して，慣れない執筆や細かな修正に辛抱強く付き合っていただいた医学書院の品田暁子，北原拓也の両氏には，本当にお世話になりました。心から感謝の意を表します。

　　　2010年12月

　　　　　　　　　　　　　　　　　　　　　　　　奥出　潤

さくいん

数字・欧文

Ⅰ度房室ブロック　130
Ⅱ度房室ブロック　130, **132**
2：1 房室ブロック　132
Ⅲ度房室ブロック　130, **134**
12 誘導心電図　20
　──のとり方　22
24 時間心電図　152
A（心房）　16, 18
ACS（急性冠症候群）　93
AED（自動体外式除細動器）　126
AF（心房細動）　**118**, 120, 136, 162
AFL（心房粗動）　**122**, 136
AICD（植込み型自動電気除細動器）
　　　　　　　　　　　　　128
Ao（大動脈）　16, 18
APC（上室性期外収縮）　108
APC（心房性期外収縮）　108
AV ジャンクション　38
AV ブロック　130
aV$_R$　28, 66
Brugada 症候群　128
DC ショック　126
DDD　144
f 波　118
F 波　122
His 束　36, 38
IVC（下大静脈）　16, 18
Kent 束　78
P 波　**48**, 70
PA（肺動脈）　16, 18
PAC（上室性期外収縮）　108

PAC（心房性期外収縮）　108
PAF（発作性心房細動）　118
PAT（発作性心房頻拍）　115
PP 間隔　58
PQ 間隔　58
PQ 時間　58, 78, 130
PSVT（発作性上室性頻拍）
　　　　　79, **114**, 116, 120, 122, 136
PVC（心室性期外収縮）　**110**, 112, 136
Q 波　50, 160
QRS　**50**, 52, 72, 76, 108, 110
　──の正常範囲　50
QT 延長　140, 142
QT 間隔　58
QT 時間　58, 140
R on T　112, 136
RR 間隔　58
sinus node　36
SSS（洞不全症候群）　103, **104**, 136
ST 上昇　84, 88, 90, 96, 98, 160
ST 低下　92, 94
ST のモニター　150
ST 部分　58
SVC（上大静脈）　16, 18
T 波　54
U 波　54
V（心室）　16, 18
VDD　144
VF（心室細動）　10, **124**, 136
VPC（心室性期外収縮）　**110**, 112, 136
VT（心室頻拍）　**116**, 136
VVI　144
WPW 症候群　**78**, 114

177

あ

アイントーフェン　40
安静時心電図　20

い

イオンの出入り　34, 40, 46
異型狭心症　96
異所性心房頻脈　115
一源性 PVC　112
一時的ペーシング　144
医療過誤　170

う

植込み型自動電気除細動器（AICD）　128
植込み型ペースメーカー　144
ウェンケバッハ型ブロック　132, 162
右脚ブロック　**76**, 158
右胸心　30
右軸偏位　60
右室肥大　74
右心室　16
右心房　16
右心房負荷・肥大　70
右側前胸部誘導　30
運動負荷心電図　20

え

永久ペースメーカー　144
エーエフ　118, 122

か

解剖関係の略語　18
解剖のポイント　16, 18
拡張型心筋症　128
下大静脈（IVC）　16, 18
カテーテル治療　82
下壁梗塞　88
カリウムイオン　40, 46
カリウムの異常　140
カルシウムイオン　40, 46

カルシウムの異常　140
患者さんの観察　12, 116, 166
冠(状)動脈　80
完全房室ブロック　**134**, 136, 162
冠動脈攣縮性狭心症　94

き

期外収縮　106
危険な不整脈
　　　112, 114, 116, 134, 136, 150
基線の低下　88
脚ブロック　76
キャリブレーション　56
救急カート　168
急性冠症候群（ACS）　93
急性心筋梗塞　10, 138
狭心症　**80**, 82, 92
胸部誘導　22, 24, 30
虚血性心疾患　80, 150
鋸歯状 F 波　122

け

結滞（結代）　106
原発性肺高血圧症　71

こ

高位側壁梗塞　90
高カリウム　140
高カルシウム　140
高血圧　7, 73
高脂血症（脂質異常症）　5, 7
甲状腺機能亢進症　102
甲状腺機能低下症　103
較正波　56
抗不整脈剤　142
コーヴ型　128
呼吸性不整脈　101
コラテラル　82

さ

再灌流治療　82, 84
サイナス　36

さくいん

サイナス・ノード　36
サイナス・リズム　**36**, 100, 118, 158
再分極　40, 46
先取り三角　78
左脚ブロック　76
作業心筋　34
鎖骨中線　22
左軸偏位　60
左室肥大　72
左心室　16
左心房　16
左心房負荷・肥大　70
サドル・バック型　128
左右の脚　36
三尖弁閉鎖不全症　75
三段脈　112
三連発　112

し

ジギタリス　142
ジギタリス効果　142
ジギタリス中毒　142
刺激伝導系　36, 62
脂質異常症　5, 7
四肢誘導　22, 24, 28
シック・サイナス・シンドローム　104
自転車エルゴメーター　94
自動体外式除細動器（AED）　126
自動能　34
死亡原因の推移　4
自脈　146
傷害電流　88, 92
上室性　108
上室性期外収縮（PAC，APC）　108
上大静脈（SVC）　16, 18
小児の心電図　154
情報の整理　168
ショートラン　112, 136
食道心電図　20
徐脈性心房細動　120, 144
徐脈性不整脈　144
心筋　34

―― の興奮　42
心筋炎　98
心筋梗塞　12, **82**, 84, 150, 160, 164
心室（V）　16, 18
―― のリズム　38
心疾患　4
―― の危険因子　6
心室筋収縮　44
心室細動（VF）　10, **124**, 136
心室性期外収縮（PVC，VPC）
　　　　　　　　110, 112, 136
心室中隔欠損　73
心室内変行伝導　110, **111**, 116
心室肥大　154, 158
心室頻拍（VT）　**116**, 136
心臓エコー　120
心臓の位置と方向　18
心臓マッサージ　124, 126, 136
心停止　10, 124, 136
心電図　20
―― の計測値　58
―― の波の高さ　44
―― の成り立ち　34
―― のパターン　**48**, 54, 64
―― のマス目　56
心電図診断の4つのステップ　8
心電図波形の3つのルール　42
心電図モニター　148, 156, 166
心内心電図　20, 62
心肺蘇生　10, 124, 136
心拍数
　　　12, 64, 106, 148, 152, 158, 160, 162
―― のモニター　148
―― を数える裏技　64
心房（A）　16, 18
心房細動（AF）　118, 120, 136, 162
心房性期外収縮（PAC，APC）　108
心房粗動（AFL）　**122**, 136
心房肥大　70
心膜炎　98
人工呼吸　126

す

ストレイン・パターン　72
スパイク　146
スパズム　96
スポーツマン心臓　102

せ

生活習慣病　4, 6
正常の心リズム　36
成人病　4
接合部　38
前下行枝閉塞　86
センシング不全　146
先天性心疾患　71, 75, 154
先天性心臓奇形　30
前壁梗塞　**86**, 160

そ

早期興奮症候群　78
早期収縮　106
僧帽弁狭窄　71, 75
僧帽弁閉鎖不全　71, 73
側副血行　82
蘇生のCAB　10

た

体外式ペーシング　144
体外式ペースメーカー　104, 144
体表心電図　20
大動脈（Ao）　16, 18
大動脈弁狭窄　73
大動脈弁閉鎖不全　73
多源性PVC　112
多源性多発　136
脱分極　40, 42, 46, 50
タバコ　6, 68

ち

致死性不整脈　124, 136
中腋窩線　22
直流除細動　126

陳旧性心筋梗塞　128

て

低カリウム　140
低カリウム血症　140
低カルシウム　140
デマンド　146
電解質の異常　140
電気軸　60
電気的除細動　124, 126
　── のパッド位置　127
電極　24
　── の取り違え　32
　── をつける裏技　24

と

洞結節　36, 62
　── のリズム　38
洞性徐脈　100, 102
洞性頻脈　100, 102
洞調律　**36**, 100
洞停止　104
洞不全　136
洞不全症候群（SSS）　103, **104**, 136
洞房ブロック　104
動脈管開存症　73
特殊心筋　34
トレッドミル　94

な

ナースからの理想の電話　12, 164
ナースの責任　170
ナースの専門化　170
ナトリウムイオン　40, 46

に

二段脈　112
ニトログリセリン　80, 96, 164
二連発　112

は

倍カウント　148

さくいん

肺高血圧症　75
肺静脈　16
肺性P　71
肺塞栓症　75
バイタルサイン　12, 164
肺動脈(PA)　16, 18
パフ(PAf)　118
ハム・筋電フィルター　26, 146
バルーンカテーテル　83

ひ

肥大型心筋症　72, 73
左冠動脈回旋枝　80
　── の閉塞　90
左冠動脈前下行枝　80
頻脈性心房細動　120
頻脈発作　79

ふ

不安定狭心症　92
負荷試験陽性　95
負荷シンチグラム　94
負荷心電図　94
副伝導路　78
不整脈　91, **100**, 142
　── の学習機能　150
　── のモニター　150
プラークの破綻　93
プライバシーの保護　26
フラッター　122
ブルガダ症候群　128
プルキンエ線維　36, 62

へ

平均QRS電気軸　60
ペーシング不全　146
ペーシングモード　145
ペースメーカー　104, 120, 132, 134, **144**
ヘミブロック　77

ほ

房室結節　36, 38

　── のリズム　38
房室接合部　38
房室接合部性期外収縮　108
房室ブロック　130
補充収縮　107
発作性上室性頻拍(PSVT)
　　　　　　79, **114**, 116, 120, 122, 136
発作性心房細動(PAF)　118
発作性心房頻拍(PAT)　115
ホルター心電図　20, 94, 102, 120, **152**

ま

マスター試験　94
慢性心房細動　118

み

右冠動脈　80
右冠動脈閉塞　88
脈拍数　12, 106, 148, 152

め・も

メタボリックシンドローム
　（メタボリック症候群）　6
モービッツⅠ型房室ブロック　132
モービッツⅡ型房室ブロック
　　　　　　　　　　132, 136
モニター上の不整脈　151
モニター心電図　20, 102, **148**, 156

や

薬物の影響　142
薬物負荷心電図　20

ら・り

ラン　112
リエントリー　79, 114
両室肥大　74

れ・ろ

連発　112, 136
労作性狭心症　80, 94